NALINI NARAYAN

Fêmea alfa
O DIÁRIO REAL DAS MINHAS ORGIAS

© 2016 - Nalini Narayan
Direitos em língua portuguesa para o Brasil:
Matrix Editora
www.matrixeditora.com.br

Diretor editorial
Paulo Tadeu

CIP-BRASIL - CATALOGAÇÃO NA PUBLICAÇÃO
SINDICATO NACIONAL DOS EDITORES DE LIVROS, RJ

Narayan, Nalini
Fêmea alfa: o diário real das minhas orgias / Nalini Narayan - 1. ed.
São Paulo: Matrix, 2016.
248 p.; 21 cm.

ISBN 978-85-8230-248-4

1. Sexo grupal. I. Título.

16-31129   CDD: 306.73
                                                  CDU: 392.4

Vamos pedir piedade, Senhor, piedade
para essa gente careta e covarde!

Cazuza

Para Alexandre

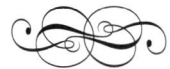

SUMÁRIO

PRÓLOGO ... 13
ORGIA ... 17
LEBLON ... 19
LETARGIA ... 23
LITERATURA ... 25
DOPPELGÄNGER ... 28
MINHA PRIMEIRA ORGIA ... 31
SERPENTE DA NOITE ... 39
SEGUNDA ORGIA ... 43
AMORES LOUCOS ... 45
ANARQUIA ... 47
NATUREZA ... 50
PORNOGRAFIA ... 52
BDSM ... 55
CONTEMPLAÇÃO ... 60
OPUS 8 ... 61
ECLESIASTES ... 64
GANGBANG ... 66
NINFOMANÍACA ... 70
NOVAS PUTARIAS ... 74
O FLAUTISTA MÁGICO ... 76

AÇOUGUE DO SEXO	79
O PROFESSOR	81
PUTARIA ALEATÓRIA	84
LESBOS	88
L'ANARCHIE EST LA PLUS HAUTE EXPRESSION DE L'ORDRE	90
LEMBRANÇAS DE AMSTERDÃ	92
DECIFRA-ME OU DEVORO-TE	94
CARTA AOS MEUS AMIGOS	97
PELUDA	99
MÁSCARA (VESTÍGIOS DO DIA)	101
ÂNUS EM FLOR	103
A BRUXA	106
MITO	109
INSACIÁVEL	111
UM PAU CONTRA OUTRO	117
FESTA DOS 300	118
VAN GOGH	122
REMBRANDT	125
FLEURS DU MAL	126
O MOTORISTA	128
PODEROSA CHEFONA	129
ECLESIASTES 2	130
EROS	131
FURA-OLHO OU ROCKET QUEEN	134
MASSAGEADORES DE CLITÓRIS	136
FOTOGRAFIA	137
A MÃO E A LUVA	139
CARTA A UM JOVEM POETA	141
VICIADOS EM SEXO	143
MICROCOSMO/MACROCOSMO	144
MELANCOLIA	146
GASTRONOMIA ECLESIÁSTICA	148
UM AMIGO JUDEU	150
ORGIA ORGANIZADA	152
FESTA DE ANIVERSÁRIO	154
GAROTAS SELVAGENS	157
RECORDES SEXUAIS, ATLETAS SEXUAIS	158
ANDROGINIA	159
ABRICÓ	160

MONASTÉRIO DA PALAVRA	162
HISTORIETAS (NADA) EXEMPLARES	165
SOMETIMES I FEEL SO LONELY	167
MOTEL	168
FANTASIA	169
REFLEXÕES SOBRE O FILME NINFOMANÍACA	171
DARK ROOM	175
CARTA A UM BOI MANSO	177
AMSTERDÃ	180
ORGIA DE CARNAVAL	183
ORGIA DE CARNAVAL 2	185
A BRANCA DE NEVE E OS SETE ANÕES	186
A CHUVA INCONSCIENTE	187
PARAÍSO PERDIDO	189
POEMA	192
ESPELHO	194
DAIMON	195
CORAÇÕES PERIGOSOS	197
O GRANDE ROMANCE AMERICANO	199
LÁBIOS LASCIVOS	201
ALEXANDRE, O GRANDE	202
SALADA MISTA ORIENTAL	204
BOIS	207
VISÃO CRÍTICA	208
ROSTOS	211
PURO ÊXTASE	214
AMORES LIVRES	217
PERVERSÕES	219
AMASSO	222
LITERATURA DE BORDEL	224
PORNOLÂNDIA	226
IRMANDADE DO SEXO OU QUEIMANDO SUTIÃS	227
UMA ODISSEIA EM SÃO PAULO	229
ELEVADOR	232
AMOR E SEXO	236
FEMINISTA	238
TROCAS DE CASAL	241
IATE FENOMENAL	243
AMOR LIVRE	244

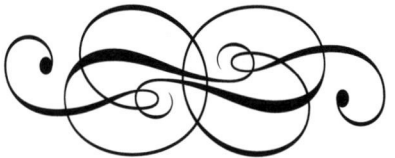

PRÓLOGO

Desde pequena eu sonhava com números. Imaginava-me em situações de extrema liberdade, como se todas as outras pessoas, os adultos em particular, fossem autômatos, sem vontade própria e agissem como que comandados por uma lei superior de algum alienígena. Tudo me parecia estranho e padronizado, tanto as atitudes dos outros quanto a fala. Ninguém tinha aspirações fora do senso comum. O desconforto de uma sociedade distópica era a única realidade que me era apresentada como possível. Mas eu sonhava com o impossível.

Ultrapassar todos os limites era minha meta, a vontade de não ter de me esforçar nem para explicar minhas atitudes aparentemente tresloucadas para qualquer chato que se colocasse contra os meus ideais mais altos de vida se apresentava para mim como a única verdade a ser alcançada. Desenvolvi um mundo paralelo onde não comentava nenhuma opinião sobre intimidades com meus pais, pois compartilhá-las me parecia indecente, promiscuidade entre pais e filhos. Eu devia preservar minha privacidade.

E foi com esse espírito que me lancei em minhas aventuras sexuais. Antes de me casar, aos 18 anos, peguei inúmeras garotas de quem fui amiga no colégio. Eu achava que seria lésbica para sempre. Travestida de menino, eu era a imagem perfeita de um ser andrógino, vestida com coletinhos de couro, botas, gravatas, cabelos presos ou cortados na nuca. Já morando com meu primeiro namorado, eu, mesmo assim, insistia na minha apresentação rebelde e rock and roll de adolescente.

Eu e meu então companheiro mantínhamos relações paralelas poliamorosas. Ganhamos o apartamento em que morávamos de nossos pais e, para todos os efeitos, eu era uma boa moça de família. Quem suspeitaria que uma sóbria jovem casada estava na verdade promovendo festinhas para seus amigos próximos? Festas regadas a rodízio de paus, com muita bebida e drogas à vontade, apesar de que o foco era o sexo, não as drogas. A intenção, ainda que não declarada e talvez inconsciente, era romper com todos os tabus.

Uma vez fomos para uma casa de montanha e lá cada uma de nós se preparava para a entrada de um dos homens (namorado ou marido de outra amiga). E assim rolava o entra e sai e, simultaneamente, quando acabávamos, já entrava o próximo do rodízio às escuras mesmo, com o pau melado ou camisinha pendurada. Só sabíamos quem era pelos movimentos, cheiro, formato do corpo na penumbra. A opção pela escuridão ou quartos diferentes não era forçada, simplesmente não tivemos a ideia de ficarmos todos no mesmo quarto à época.

Não havia em mim uma determinação feminista de provar que as mulheres podem tanto quanto os homens. Eu nem me sentia mulher. Nunca me identifiquei com o feminino. Eu estava do lado dos homens na putaria e não tinha a menor intenção de seduzir um deles. A sedução era uma arte para estrelas de cinema ou fêmeas fatais da vida real. Um estereótipo que caiu com o tempo, pois, muitas vezes, as mulheres mais frágeis são as mais sedutoras para a maioria dos homens.

Quando encontrei meu segundo marido, eu estava casada com meu ex; minha melhor amiga e o namorado dela moravam conosco. Era uma festa de fim de ano e Alê percebeu o que se passava entre o *quadrisal*, o casal de quatro. Evidentemente, por ser uma ocasião de primeiro encontro, nos posicionamos tímidos e receosos de que os convidados percebessem nossa ligação imediata. Ele achou toda aquela liberdade e loucura interessantes.

A despeito dos clichês que possam ser propagados pela classe média e sua visão pobre de amor burguês e as restrições que tenham às fabulações do sexo, sentimos uma atração imediata e logo o trio foi deixado para trás e seguimos, eu e Alê, nossa viagem particular rumo ao desconhecido. Não fugia de uma possibilidade de monogamia, sou a favor de tudo, porém era preciso encontrar nosso verdadeiro estilo. E mais putarias nos esperavam. Agora, novamente protegida publicamente pela presença de um marido sério, me era permitida a entrada no mundo das orgias.

ORGIA

Eu poderia afirmar que meu marido é gostosão e nossos amigos também. Mas isso seria absolutamente impreciso diante da multiplicidade e diferenças dos gostos femininos sobre homens. Uma coisa é certa: todas querem ser desejadas. Extremamente satisfeitas no seu fogo de paixão, caso exista realmente paixão. A penetração era o meu objetivo. O sexo oral (com mulheres e homens) já havia sido muito explorado nas minhas buscas anteriores. Agora eu me entregaria às ondulações do sexo grupal. O mar que me envolveria numa espécie de idolatria a mim mesma por um longo tempo. O gozo era o fim. Agora, seria apenas o começo de uma era de viagens transcendentais e exaustão física.

Em alguns cursos de teatro, tive a oportunidade de conhecer artistas, mas a própria vida entre Rio e São Paulo me permitia bastante liberdade e discrição nas minhas incursões no sexo fora do casamento. Participei da minha primeira experiência coletiva a convite de um amigo empresário. Ele ganhara muito dinheiro e o gastava em clubes de sexo, massagens tailandesas, enforcamentos, prostitutas de luxo, festas privadas e milionárias.

Quem frequentava essas festas? O fato é que eu não poderia distinguir rostos. Todos eram ninguém. Obviamente, sempre estive acompanhada por amigos nessas ocasiões, pois não eram festas com regras perfeitamente claras. Nós partíamos do pressuposto de que quem estava lá respeitaria a vontade dos demais participantes. Também não faz muito sentido nessa ocasião discriminar alguém. O interessante é que todos os corpos sejam aceitos como são na busca por sensações cada vez mais distintas umas das outras.

Após transar com o meu amigo anfitrião, comecei a passear pela mansão observando uma série de cenas sexuais. Homens fodiam mulheres em pé, de quatro, barulhos indistintos, cheiros de creme e gel lubrificante. Um cara me pegou no banheiro, não sei nem quem era. Ele foi carinhoso, não fez nenhum movimento grosseiro, pegou camisinhas jogadas no bidê. A arquitetura antiga contrastava com nossa preocupação moderna com a aids. Doenças sempre existiram, mas o comportamento sexual mudou com o fantasma dessa especificamente, apesar de que ainda vi gente transando sem proteção. As pessoas tímidas têm probabilidade maior de gostar desse tipo de prática. Nenhum rosto é esmiuçado, nenhuma intimidade é devassada. Lembro-me de mim mesma em cima de uma mesa de sinuca com as pernas abertas. Ou me jogar pelada com uma dúzia de pessoas numa piscina transparente. Ou de transar num parque florestal, num puro exercício de exibicionismo. As pessoas passando e fingindo que não estavam vendo. Ou, nessa mesma época, transar com Alexandre dentro do carro e sermos flagrados pela polícia, que, não conseguindo nos pegar nus, deixou o episódio para lá.

A possível violência que pode acompanhar as decisões libertárias me preocupava. Por isso, sempre fiz questão de ter um amigo confiável por perto. E os homens respeitam os outros homens. A sensação pós-orgia é semelhante ao uso de um narcótico pesado: o corpo fica leve, as cores mais perceptíveis, a luz do sol incomoda, os músculos ficam mais bonitos e torneados. No dia seguinte, a sensação de torpor vem de forma avassaladora. Um cansaço que toma conta da alma por inteiro.

LEBLON

O maioral da situação sempre era o Guga, meu amigo poeta de sobrenome tradicional. Nós nos conhecemos em Amsterdã, onde compartilhamos nossas impressões sobre sexo, amizade, *cannabis*, literatura, viagens, música, tarô e família. Ele era entusiasta de tudo isso. Eu também, menos da erva (apesar de ser a favor de sua legalização) e da minha própria família (por parte de mãe), composta por políticos de direita.

Já no Brasil mantivemos contato, e ele, volta e meia, atendia às minhas convocações para destinos insólitos e improváveis na periferia por pura iconoclastia. Nos bairros pobres encontrávamos nossos companheiros de causa. E lá estava eu a me entregar ao exercício do sexo anônimo. Em outras ocasiões, chamávamos uma pizza delivery. Quando a porta é aberta, o entregador é envolvido na trama ao ver Guga me agarrando por trás engatado à minha boceta.

Gostávamos de presentear vez ou outra um desavisado despreparado. Esses encontros inesperados se assemelhavam à prática de um esporte radical. Ficávamos nervosos contando o tempo de a pessoa chegar e nos surpreender em uma situação íntima. Queríamos forjar naturalidade, e os moços deviam achar estranho, mas entravam na dança assim mesmo. Quando o assunto é sexo, ninguém questiona nem recusa, pelo menos na hora em que apelamos para a explicitação de um homem comendo uma mulher a olhos vistos. A dor moral pode vir para aqueles que ainda são verdes e temem acusações sociais ou represálias.

Acho que o Guga tinha razão quando afirmava que "nosso ativismo pró-sexo" fazia apologia de um "ludismo sexual cosmopolita". Não somos brasileiros nacionalistas, gostamos ambos da ideia de que a humanidade é uma só e não devemos discriminar alguém por sua cor, sexo, classe social ou pelo país em que nasceu. A falácia da ideia de nacionalidade traz consigo a discriminação e a rejeição. Quando somos libertários de verdade, não caímos nas armadilhas tolas do ufanismo e das armas que só incitam guerras entre os povos. A gente não ia mesmo resolver os problemas do universo, então resolvemos transformar as nossas vidas em obras de arte.

Alê também ficava com outras mulheres. Nós experimentamos algumas surubas para as quais éramos convidados por amigos. O meio intelectual é muito liberal. A visão de que sexo é degradação, corroborada por um arcabouço religioso já antigo, não passa, hoje, de uma fuga de quem vive com medo de se entregar a qualquer um. Tudo é planejado pelas pessoas "de bem". Algo que me incomoda são os arremedos de relação sexual aos quais os casais jovens muitas vezes se submetem sem nem entender o porquê. Mulheres que nunca gozaram pela penetração vivem esse momento simplesmente para receber uma ejaculação. Também não suporto homens que romantizam relacionamentos sem química e por aí vai...

Guga lançava-se no sexo de forma destemida, o pau grande era exibido sem pudor. Ele tinha uma barriga saliente que funcionava perfeitamente no nosso encaixe no papai e mamãe. Lia passagens de seus poemas bizarros ao som do mar. O estigma da marginalização não nos afrontava, pois éramos como super-heróis a nos comprometer na luta do bem contra o mal-estar geral da civilização!

A primeira vez que transei com Guga foi péssima. Ele fodia mal, era duro nos movimentos, imitava os filmes pornôs. Com o passar do tempo foi melhorando, aluno aplicado que era das artes da fodelância. De vez em quando, minha amiga Liz aparecia por lá e acabou por virar sua namorada. Ela, que havia sido uma fancha arrombatória na adolescência, hoje gostava de homem e vinha tendo um caso com um cantor da MPB que estava às voltas com o escândalo que estampava os jornais sobre o triângulo amoroso que vivia com a ex-mulher e a melhor amiga deles. O astro, então, afastara-se dela sob o pretexto de preservar sua imagem. Liz ficara decepcionada, mas o tal *affair* despertou a idolatria de Guga, que via em Liz um pedaço de seu ídolo da música. Liz, por sua vez, se recuperava nos braços roliços dele e nos meus também. Consolávamos a coitadinha com todo o furor de nossa juventude bem vivida no Leblon.

Furtivamente, Guga marcava encontros secretos comigo, sem a presença de Liz, então podíamos nos desenvolver por horas em intermináveis sessões de sexo. Ele se demorava languidamente sobre o meu púbis e nos chupávamos em meia-nove até atingirmos juntos o orgasmo. Em seguida, ele me penetrava com o pau latejante insaciável. Eu arrebitava, me oferecendo de quatro para que ele me desse boas estocadas por trás, as pernas bambas.

De vez em quando eu já chegava gozada de casa, Alê já tinha me comido e eu ia direto ao encontro de Guga, que me dizia sonhar ser o primeiro a me comer. O trio composto por nós e Liz despertava muita curiosidade nas festas. Ela achava que eu só ficava com ele quando estávamos os três. Às vezes, nos beijávamos em público só para chocar deliberadamente.

Um primo de Guga se retirou de um sarau por ficar "enojado" com a nossa algazarra.

LETARGIA

A minha intenção sempre foi ser uma espécie de ídolo, ou melhor, um ícone de sensualidade, talvez por não me considerar especialmente sensual. A nudez, paradoxalmente, me era mais confortável do que qualquer roupa. A nudez simples, sem afetações e sem adornos. A infância ou a vontade de voltar a ser criança e não ver nenhum problema em tocar outro corpo desconhecido sempre me acompanharam. As pessoas têm muito tabu quando o assunto é sexo. Parece que amor sem ciúme é tarefa impossível. Eu nunca pensei dessa forma, apesar de sentir ciúme de meu marido; eu achava possível ter o desprendimento de compartilhá-lo com outras mulheres. Tratava-se de uma provocação mental extremamente fetichista. Ele é um belo homem.

Eu sempre fui tímida e não me sinto confortável em ser a presa de ninguém. Toda demora e exposição dos jogos de sedução são invasivas demais, achava mais correto e confortável me entregar de cara ao sexo do que ter de enrolar o homem que se aproximasse de mim. Não concordo com a galera que opta por começos formais. A organização é característica de quem não tem uma vida com muitas possibilidades.

Talvez por isso o contato na universidade com homens gays tenha me despertado tanta euforia. Os homens gays se entregam ao sexo com vigor maior, pelo menos foi o que experimentei na faculdade de Letras; na de Filosofia, os homens não tinham essas características sexuais tão evidentes à primeira vista, lá estavam divididos entre os que cultuavam o corpo e os *nerds*. Acho que todo filósofo se sente superior à massa em certa medida. O gado é castrado desde sempre. Nós tínhamos sede de liberdade e ousadia de nos jogarmos em aventuras pela cidade. Porres homéricos; forrós sacanas; o conhecido "bar das putas", frequentado pelos alunos; casas de *swing*. A letargia das praias cariocas, a preguiça de ter de decidir o que querer da vida, o mar, a rede, os amigos, tudo favorecia a minha estagnação dentro do nosso paraíso tropical. Uma visão de telenovela: jovens cabeludos caminhando pela orla, acendendo um baseado ou outro, mergulhando de roupa e tudo à noite nos mares do Rio.

LITERATURA

Aos 16 anos eu comecei meus primeiros estudos sobre literatura. Entrei em oficinas literárias, fiz aulas particulares, cursos avulsos. Minha mãe decidira que seria bom para mim e, de certa forma, achei ser algo positivo, uma vez que escrever é uma atividade que combina com quem tem uma personalidade introvertida como a minha. A observação, a contemplação, o devaneio são características marcantes que tenho e achei adequado me transformar um dia em escritora. Os números estavam muito presentes em nossa vida, pois todos da família eram da área de ciências exatas. Física, matemática, engenharia, somente eu me interessava por letras. As letras me permitiam viajar e me desconectar das tristezas, sopa de letrinhas. Os números me perseguiam nos momentos em que eu relaxava e deixava o meu inconsciente aflorar. Acordava assustada com o gigantesco número de rostos sem face que eu via em sonhos.

Um passatempo antes de dormir era o hábito de contar carneirinhos, que logo eram substituídos por homens e mulheres de todas as nacionalidades e raças, mas que eram magicamente indistinguíveis uns dos outros. Sentia-me destinada a me destacar da multidão.

Quando crescemos, entendemos que o mundo é feito de diversas culturas e religiões. Eu mesma vivera essa experiência de encontro com uma alteridade que eu e minha família indiana representávamos no Brasil. Eu era a "exótica" e isso não me agradava. Ser reconhecida como o outro não é tarefa confortável. Mas nos trópicos tudo vira samba e a gente acaba se misturando, o que foi muito bom para a minha personalidade alegre.

Eu sabia que as estrelas de cinema viviam grandes amores e estavam sempre envolvidas com muitos amantes. Eu poderia me relacionar com vários homens ao mesmo tempo? Mulheres ficariam vidradas por mim? Essas perguntas faziam parte do meu imaginário adolescente. Já me via como *rock star* em iates, cercada de moças de *topless* e belos homens apaixonados por mim. Toda a minha vida tinha de ser glamourosa. Eu não me contentaria com pouco. Ser engraçada me salvou de enfrentamentos e me trouxe a possibilidade de encarar o sexo sem grandes neuras e sem nenhum tabu. Sem uma forte educação religiosa e com total liberdade de pensamento, rapidamente me tornei o que queria ser e não o que os outros queriam que eu fosse, pois não tinha as amarras que a religião pode trazer. Essa autonomia nas atitudes me impulsionou para o contato com meus amigos e amigas até se estender ao contato físico propriamente dito. E eu não vi nenhum problema de complementar nossa conexão com o contato sexual. Nunca me ressenti em relação a nenhum deles nem esperava casar com ninguém.

A literatura foi a maior religião que me foi apresentada e cultivada, em particular por minha mãe. Meu pai não se metia em "assuntos de mulheres" e nós podíamos conversar sobre romances e histórias de que ela gostava. Mais tarde cheguei à conclusão de que apenas ler não era suficiente, eu deveria ter uma vida interessante na prática.

Por estudar em colégio católico, obviamente recebi a mesma informação que todos os brasileiros recebem em relação aos ícones religiosos. Toda a ideia de santidade parecia inserida no campo das coisas maravilhosas: a Virgem Maria ter dado à luz o filho de Deus, Jesus ter operado tantos milagres, o próprio Deus ser tão palpável e presente nas histórias bíblicas. São os mistérios que a fé traz consigo. Cheguei a fantasiar entrar para a Igreja, ser freira. Junto com uma amiga, delirava sobre a vida celibatária que teríamos e nos dedicaríamos exclusivamente aos mais altos desígnios de Deus. Rezaríamos o dia inteiro, viveríamos em atividades caridosas ou no claustro. Hoje essa amiga é casada e tem duas filhas. Eu segui por outros caminhos. Como disse minha precursora Catherine Millet, viver em celibato me parecia uma ideia tão nobre quanto viver em pecado. Como se todas as nossas escolhas fossem parte das manifestações múltiplas de Deus.

O erotismo não era em especial a parte da literatura que mais me agradava. De qualquer forma, percebi que conhecimento faz com que a gente se sinta mais seguro e mais interessante, sem precisar se expor em jogos de sedução explícitos. Se o assunto é cultura, eu me sinto à vontade para me desenvolver. A leitura e a cultura me uniram a homens cada vez mais diferentes e originais em atitudes e na maneira de amar também, até chegar ao ponto de apelidar de "grupo de estudos" nossas pesquisas minuciosas e coletivas da anatomia humana.

DOPPELGÄNGER

Os gêmeos que eram meus amiguinhos desde crianças me causavam sempre a sensação de estar em um filme de arte onde tudo era possível. A imagem duplicada e reduplicada muitas vezes pelo espelho do quarto em que viviam tornava perene os seus rostos e corpos na minha mente. Eternizados por uma história juntos de confusões entre namoradas e de flertes entre nós, um dia acabei indo visitá-los já sabendo de minhas intenções pecaminosas: ficar com os dois ao mesmo tempo.

Eles eram *snowboarders*, sarados, loiros, lembravam o ator Dolph Lundgren. Os corpos talhados pelo esporte pareciam esculturas gregas clássicas. Eu os apelidei carinhosamente de *snowbrothers*. Nessa época, eu já começava a me aventurar no mundo masculino, deixando as histórias com meninas um pouco de lado.

O meu lado apolíneo e o outro lado dionisíaco entravam em conflito, ora achando os irmãos tediosos trogloditas, ora os achando um barato. A imagem do duplo que eles representavam para mim, como se fossem um único homem com faces opostas, me trazia a certeza de que eu vivia algo interessante, não tanto pela realização do ato em si, mas pela magia que a concepção de dois seres iguais desperta no nosso imaginário. Magia dos nascidos gêmeos, que nem sempre foi vista ao longo do tempo como algo bonito, mas sim como bruxaria. O feitiço mau. Obra do diabo.

Eu não conseguia construir um deles como o contraponto do outro. E ainda não tinha decidido qual dos dois seria mais facilmente corruptível (se é que seriam). Qual o destino dessa nossa história?

Minha atitude safadinha e descompromissada com "verdades sentimentais" me impulsionava a me declarar para eles (unicamente no preciso momento do gozo). Sussurrava seus nomes no ouvidinho na hora da transa e exagerava nas reações de orgasmo. Eles, de fato, caíam em todas as minhas artimanhas. Ou eu caía nas deles? Ora dormia com um, ora com o outro. Nosso relacionamento não era meloso e romantizado, tinha sempre ares de amizade, um quê de *Jules e Jim*. Quantas e quantas vezes eles riram de meu espanto de menina quando tive orgasmos múltiplos. E eu não tinha dado nada por eles! Eu não conhecia meu corpo tanto assim. Eles talvez não se conhecessem, mas juntos tínhamos muita química. A princípio transávamos em quartos separados, sonhava com o dia em que nos juntássemos os três.

Nos fins de semana íamos à praia, eles se arriscavam no surfe – eram atletas natos. Curtiam todos os esportes e coisas ligadas à natureza. Eu estava sempre com eles. Minhas expectativas sensuais aumentavam com o passar do tempo.

Até que o dia chegou, os gêmeos se entregavam mais e mais! Nocaute. Durante o sexo que se seguiu, eles me olhavam com os cabelos loiros caídos encobrindo parte do rosto, o cheiro da lavanda que os dois compartilhavam tomava o ambiente. Hipnotizada, eu encostava um pau no outro e eles deixavam, chupava-os bem, alternando entre o pau de um e do outro até ao ponto de ficar com os lábios inchados com tanto revezamento.

Eram tipos que socam sem parar. Os irmãos me erguiam no alto, miravam o ponto certo, encaixavam a boceta direitinho no sexo duro deles, praticamente em sessões de musculação. Gostavam de se exibir.

A curiosidade sobre as respostas dos nossos corpos, além do simples fato de que o sexo é um excelente passatempo, me motivava ao encontro deles. Suspeitava que os dois não tivessem essa noção e talvez guardassem para si certa desvalorização daquela experiência. Um moralismo desnecessário, mas, como eu sou legal, dei uma chance a eles. Já vi muita gente mudar de opinião e repensar valores. Por que com eles seria diferente? Ou talvez não fosse nada disso e eles não tecessem nenhum tipo de julgamento pejorativo sobre mim. Com eles, as manobras eram incríveis. Algumas posições são melhores quando idealizadas do que quando realizadas. Ainda que com certa dificuldade de encaixe, minha boceta foi penetrada por um enquanto o outro se ajustava por trás. Do lado de fora, os sacos se batiam. Incesto?

MINHA PRIMEIRA ORGIA

Eu tinha marcado com Ulysses, um amigo de São Paulo, de irmos juntos à casa da Cleo, sua nova conquista, uma sofisticada *socialite* que nos convidou para uma festinha do barulho no bairro do Itaim. Vesti uma capa transparente por cima de um macacão arrastão, que deixava à mostra o conjunto de biquíni verde-musgo brilhante.

Quando chegamos, por volta da meia-noite, havia uma fila de pessoas do lado de fora, e seguranças organizavam a entrada dos convidados, que se esbarravam na base da gigantesca escada talhada em mármore. A escada dava acesso ao hall onde coelhinhas nos conduziriam para o centro do salão.

Ulysses pegou uma das máscaras que estavam à disposição e eu deixei a capa e as minhas roupas com um austero mordomo que nos conduziu pelados para outras partes da mansão. Nos quartos, a putaria rolava solta.

Juntamo-nos a um grupo de convidados que se atracavam uns aos outros. Fui envolvida numa roda humana que me acariciava voluptuosamente e sem pudores. Um homem me bolinou por trás e passou a mão na minha boceta e depois meteu delicadamente os dedos no meu ânus. Quando eu estava preparada, deixei-me penetrar por outro homem que tinha acabado de comer duas mulheres, elas me alisavam o corpo enquanto ele mandava ver. Depois os três me chuparam intercalando as línguas no meu clitóris que já ficava durinho esperando o gozo. E de repente um beijo grego. Eu me entreguei.

Num outro momento, uma música estridente invadiu

o recinto. Notas de um piano que esboçava trechos de uma sinfonia que reconheci, mas não soube distinguir exatamente qual era.

O cenário era composto por paus e picas, xanas, bundas, muito suor e todo mundo se encostando em todo mundo. Uma onda magnética nos unia num êxtase profundo e coletivo, impossível distinguir quem era quem nessa massa humana disforme. Show de rock! Parecíamos abandonados no paraíso. Crianças nuas, sem culpa, sem religião. Uma enxurrada de porra veio em cascata na minha direção. Fechei os olhos. Ouvi um cara dizer para uma mulher: "Vou comer o seu cuzinho e depois meter na sua boca para você sentir o gosto". Viajei por espaços estelares de olhos bem fechados. Orgasmos cósmicos, uma nave sem direção. As mulheres se prostraram de quatro e só se ouvia o barulho das coxas dos homens batendo nos traseiros delas.

Depois eu transei com o próprio Ulysses, que era envolvido por um grupo de vampiras que lhe sugavam o pescoço, os pulsos, a pica. Beijamo-nos enquanto elas o preparavam para que ele ficasse bem durão. Em seguida eu fiquei por cima dele, que me penetrou bem lentamente.

Entreguei-me nessa dança letárgica, parte de um cenário irreal e afrodisíaco. Notas de dinheiro caíam sobre nós em câmera lenta. Os organizadores colocaram dinheiro de mentira no teto que se abria por algum mecanismo que não entendemos como funcionava, ainda que, nesse momento, ninguém se preocupou com isso, apenas curtimos o fetiche.

Eu me refestelei com o dinheiro sobre meu corpo, rolei no chão, uma loucura total. A mistura explosiva de sexo e dinheiro, o meu maior tabu. E ali estava eu acariciada pela montanha de dinheiro que se amontoava sobre mim. Ulysses gargalhava. A dona da festa, Cleo, desfilava sua silhueta magra ao lado de uma gueixa loura.

Senti-me uma garota que vale um milhão de dólares! Algo um tanto impensado para mim, pois detesto pensar em dinheiro... Talvez porque fosse tudo uma grande brincadeira, sem conotação de compra, eu tenha me sentido à vontade para viver essa fantasia.

Um homem balofo se atirou por cima de mim, eu gritei que estava sendo esmagada. Às vezes coisas desse tipo acontecem – como estão todos eufóricos, o clima exaltado faz com que alguns se descontrolem e percam a noção. Nessa ocasião isso me chocou porque sou extremamente sensível a toques inesperados, ainda mais esse, que foi de supetão.

A noite foi cheia de imagens estranhas; uma fila de homens queria ter ao menos a oportunidade de por segundos me penetrar. Duas estocadas e saíam passando a vez para o próximo. Um cara veio meio inseguro, lembro vagamente de um sorriso sem graça, nada muito marcante. Não me recordo de seus olhos. Ele tentava meter e não conseguia, o corpo tremia, acho que devia ser sua primeira experiência.

Um outro homem me tocou inteira, tudo sob o olhar atento de Ulysses, de quem não me separei durante toda a noite. Era uma situação que saía do meu controle, mas ele já era calejado. Eu queria me sentir segura na minha pesquisa.

Minha intenção à época era construir um *corpus* de ideias sobre as minhas relações com a alteridade. Vivia uma espécie de investigação dos limites do corpo físico. Como o meu corpo poderia ser afetado se em contato com outros corpos. Essa investigação não excluía uma dimensão espiritual. Quando fazemos sexo com alguém, recebemos a energia daquela pessoa. Preocupava-me entender a lógica da orgia. A entrega do meu ser naquele ambiente devasso não coadunava com a moral dos meus pais, ou melhor, com a moral autoimposta ou com a moral que resolveram adotar. Seja lá por que motivo fosse que as pessoas todas do mundo concordavam com uma visão de limites e monogamia, eu era tomada por uma profunda questão existencial que me estimulava e incitava a ultrapassar mais e mais as barreiras sociais.

Sonhava com químicas reais entre as diferentes classes sociais, entre as diferentes pessoas, para que saíssem do círculo seguro em que viviam e aprendessem com as diferenças. Um patamar impossível de avaliação, uma vez que a realidade se impunha de forma inesgotavelmente escrota. O mergulho em espaços privados de sexo não é para qualquer um.

Os vilões e as vítimas estavam bem delineados na minha cabeça: de um lado os reacionários e de outro as pessoas espontâneas. As pessoinhas enquadradas eram as vilãs, naturalmente. Hoje, sei que cada um faz suas opções e por ela paga um preço, mas viver uma vida idiota não estava nos meus planos. É impossível guardar para mim o meu senso crítico em relação à falta de sentido da vida do rebanho.

Haveria um sentido maior na suruba? Sim, já que partimos do pressuposto de que, se existe ou não um sentido, nunca saberemos ao certo. As certezas cegam a lucidez. Só os convictos promovem as guerras. Então a contemplação e paradoxalmente a ação coletiva da orgia me couberam como uma luva para acalmar o meu *brainstorm*. A incerteza e o questionamento eram saídas mais interessantes e mais instigantes.

Estimulada por uma série de sensações controversas, eu me alimentava no anonimato do sexo grupal. Ao olhar meus familiares e amigos, eu tinha uma sensação de vigor e de fortalecimento de minhas próprias ideias e de meu próprio modo de ser, em contraponto com a patética trivialidade deles.

Durante a entrega na mansão de Cleo, eu ainda não tinha noção de quão evoluída eu ficaria nessa jornada espiritual de autoconhecimento. Gotas de água na janela compunham a decoração, incrementada com móveis dourados que remetiam ao estilo barroco. Um barroco moderno, um neobarroco que brincava com detalhes de deuses hindus.

Nesse período da minha vida pairava uma grande influência de minha estada na Índia, onde tenho família, e esse intercâmbio cultural foi definidor para que vários conceitos caíssem por terra. A distância física da minha família natal foi fundamental para a criação de uma nova maneira de ser, uma nova Nalini surgiu. A minha reinvenção foi transformadora, mas me trouxe muitos problemas quando voltei para o Brasil, pois aquela Nalini adolescente e afável se transmutou em uma jovem autoconsciente e segura de si. Resultado: minha mãe não gostou nada das modificações que sofri. Dentre elas, aderi ao uso de unhas vermelhas e cabelos curtos.

Problemas sempre vão surgir se você se soltar mais e adquirir uma postura divertida e sexy, flertar com quem você quiser sem medo, sem culpa e, principalmente, se começar a discordar da opinião dos seus pais. O corpo social também começa a mostrar suas garras contra a sua vontade de liberdade. Qualquer movimento que uma mulher faça de liberação sexual é tratado como loucura.

A degradação que as pessoas "de bem" veem na sexualidade vem de uma falta de entendimento e de ousadia que elas carregam em seu ser rancoroso. É um festival de celebrações permitidas socialmente, mas ninguém tem coragem de infringir nenhuma regra.

No período em que eu mais me conhecia sexualmente e me relacionava amorosamente com várias pessoas, a minha mãe não saía de perto e tentava de todas as formas me invadir dando incertas no apartamento em que morava com meu primeiro marido. Eu ainda não participava de orgias, vivia relações poliamorosas, sexo com amor e amando várias pessoas ao mesmo tempo.

De certo modo, ainda cultivo o amor universal mesmo se estiver entre estranhos. Trato a todos sempre bem dentro dos espaços de sexo grupal. E não vejo problema em dar continuidade às relações que começaram com o sexo explícito na orgia. Não restrinjo nada a espaços "válidos" socialmente, o amor ou os amores podem começar dentro de qualquer lugar. Mesmo que eu não ame a ponto de levar aquela história para o altar, vou tratar a pessoa que me prestigia com carinho e afetividade. Os anônimos, com respeito.

As incertas da minha mãe refletiam o sentimento de posse que todas as mães têm sobre seus filhos. A dominação da família sobre o corpo dos filhos é enorme, e, se nós não aprendemos a cultivar uma vida própria e com valores com os quais coadunamos de verdade (muitas vezes esses valores não são convenientes e a maioria abafa desejos pelo amor e aprovação familiar), levamos uma vida eternamente de crianças corrigidas pelos mais velhos.

O meu apartamento era cenário de vários encontros,

assim como a casa de montanha da família. Minha mãe começou a fechar o cerco e aparecia muitas vezes às 8 horas da manhã para verificar se havia algum vestígio que nos incriminasse.

Foram anos nesse tormento. Um conselho que dou aos jovens casais: não fiquem perto da família. A família invade e tenta modificar os jovens que buscam soluções diferentes. Se você é um desses que vão dizer que não têm nada a esconder, então você é parte do rebanho e não das pessoas interessantes. Existe um limite para se moldar a personalidade de alguém. Agora, travar uma verdadeira guerra, que foi o que aconteceu entre minha mãe e eu, é, sem dúvida, algo extremamente cansativo.

Certa vez ela forjou para meu pai uma cena chocante, mas que contava em parte com o apelo emocional de se ver uma jovem torturando uma velhinha. Eu havia marcado de ir com uma amiga a um congresso sobre o Bhagavad Gita; minha mãe se viu contrariada de me esperar sozinha com a empregada no apartamento e cismou que eu não deveria ir ao tal encontro. Como eu não desisti de meu compromisso, ela aproveitou que a empregada foi embora, trancou-se do lado de fora de casa e se prostrou no banquinho da praça para que meu pai, quando chegasse, visse a cena trágica e sensacionalista: velhinha é expulsa pela própria filha e vai parar na sarjeta!

Contra essa imagem forjada não tinha como argumentar com meu pai, até porque eu também fui pega de surpresa – eu estava no congresso e não imaginava que ela fosse fazer isso! A partir daí, não tive mais sossego. Ela inventava uma novidade a cada semana. Numa hora alguém tinha morrido, noutra alguém precisava de ajuda, em outra ainda ela mesma estava doente etc. e tal...

Enfim, o poliamor me preenchia de alegria e também muitos amigos, além de ter certeza do amor de meu companheiro à época. A orgia veio bem depois, no segundo casamento, a investigação teria de ser mais radical do que antes – já vivendo um amor mais cheio de paixão física, resolvi estender isso a outros homens.

SERPENTE DA NOITE

O dia seguinte da minha primeira orgia foi, sem dúvida, avassalador. Eu mal conseguia me levantar. Mal conseguia me mexer. Tudo doía. Desde os pés até a cabeça, mais especificamente o pescoço, como se uma serpente tivesse me picado várias vezes sem piedade. Foram as inúmeras estocadas e homens me segurando a nuca por trás. Eu já exausta e querendo sempre mais. Mais e mais. Porque nada iria me satisfazer. No sexo é assim, quanto mais você tem, mais você quer.

Pedi para Felícia, minha "babá", trazer iogurte gelado com frutas frescas para ver se melhorava meu estado geral. Deixei o abacate de lado, pois é pesado para o fígado. A primeira vez a gente nunca esquece. É como o primeiro sutiã, a primeira namorada, o primeiro homem, o primeiro amor. A primeira orgia foi sensacional.

Sensacional, principalmente pelo motivo singelo de que eu não esperava muito dela. Na verdade, eu não sabia o que esperar. Nutria expectativa, mas nada concreto. Nunca tinha lido nenhum relato sobre orgia ou sexo grupal, nem visto filmes com mais de três pessoas transando em cena. Apenas experimentei sem pudor aquilo que seria inconfessável num espaço público.

A vida cotidiana do gado me entedia. Eu não quero ter de limitar minhas conversas ao casamento de não sei quem e nem ao batizado de afilhado de ninguém...

Não era uma vontade de violência ou sentimento de inadequação que me movia para um mundo de overdose sexual; era uma vontade de brincar com a vida e com as possibilidades! Sair do normal para entrar num mundo mais interessante e menos sisudo.

A visão de que um intelectual seja assexuado é totalmente equivocada. Pelo contrário, os assexuados estão aí aos montes povoando o planeta Terra e, quando sexualizam, dão logo um jeito de degradar e violentar alguma mocinha.

É preciso talvez alguma infraestrutura para aguentar o tranco de noites em claro e da serpente da noite. Mas eu me vi mais tarde totalmente disposta, após longas sessões de sexo. Os vários falos passaram a ser revigorantes, verdadeiras injeções de vida. O entusiasmo de contar essas experiências me tomou por completo e eu criei coragem (incentivada por Alexandre) a escrever sobre isso tudo.

Uma vida sem regras. Uma vida fora dos padrões. Um ícone se inscreve para sempre no imaginário popular. Essa clareza de pensamento eu ainda não tinha, o brilho estava germinando e começando a despontar para que futuramente eu revelasse a todos a estrela que sempre fui.

Uma estrela controversa. Uma superstar tem de ser controversa. Ninguém que tenha uma visão linear desperta paixões. Os meus próprios ídolos de juventude eram todos marginais, drogados, sexualmente livres, desarrumados, poderosos do ponto de vista artístico. Eu também seria um ídolo, andrógina como Michael Jackson, poderosa como Madonna, sexy como Cher, tímida como Kurt Cobain, frágil como Marilyn. Será?

Não, eu não seria como eles. Meu nível de ambição beirava a loucura. Eu seria como Gandhi, santificada. Seria como Luther King, inesquecível. Brava, como Che Guevara. E genial, como Beauvoir.

Repetindo para grudar na sua cabeça:

Eu queria ser lembrada por ter dito que o importante no relacionamento são qualidades reais de simplicidade e química sexual real, para que coisas reais possam acontecer entre as diferentes classes sociais, entre as diferentes pessoas, para que as pessoas saiam do círculo seguro em que vivem e aprendam com as diferenças. Não devemos pautar nossas relações a partir de mesquinharias burguesas. Mas as mulheres já estão muito habituadas a se fazerem de santinhas para dar uma de boas meninas e serem premiadas por algum homenzinho ridículo que esteja bem enquadrado e que passe a mão nas suas cabeças.

Papéis em branco, espaços vazios. Tentei registrar minhas primeiras impressões sobre a orgia da noite. O incrível é que a endorfina liberada não me deixava pensar em nada. Uma sensação de extremo relaxamento, como se eu pudesse dormir por horas e horas. Foi o que fiz. Dormi por horas e horas. Alexandre estava viajando. Só estávamos eu e Felícia.

Durante o sono fui teletransportada numa máquina do tempo e me vi no Egito, como a rainha Cleópatra, ou melhor, vi apenas as esfinges ao longe e eu simplesmente sabia que era dona de todo o Egito. As pirâmides que habitavam meus sonhos infantis por aventuras também estavam nesse quadro gigantesco que incluía a mim mesma como Cleópatra, com os olhos maquiados de águia. Mandando e desmandando.

Vontade de potência. A vontade de poder só não é pior do que a vontade de saber. A vontade de saber está quase sempre acompanhada de um desejo de dominação sobre o outro e os espaços que o outro habita. Um povo contra outro povo. Nessa época eu queria guerrear. As serpentes mágicas que eu possuía como animais de estimação foram as culpadas pela minha entrada na imortalidade como a rainha do Egito. A suavidade de sonhos campestres nunca foi o meu forte. Desejava sonhar com vacas, com moinhos, com cerejas, mas em meus sonhos só via as mesmas referências: números, pessoas idênticas, países exóticos, literatura e idolatria. Sonhei também com samurais. Um sonho quase estereotipado em que me via lutando com uma espada pesadíssima contra inimigos transparentes e saltitantes, pois derrubavam coisas ao redor e só assim era possível detectar sua presença.

Um sentimento de masculinidade me tomava por completo, como se o mundo a que eu pertencia não fosse destinado às mulheres e sim aos homens. Eu nunca quis ter de lutar por homem nenhum. Não gosto de fazer charme nem de me sentir desejada. Eu gosto de desejar. Detesto ser passiva na dança. Ser conduzida é uma grande dificuldade e, apesar de Alê sempre insistir para que eu dance com ele, me mostro na maior parte das vezes receosa de pisar-lhe o pé ou sair do ritmo.

Desajeitada por natureza, sensual apenas na cama, sensualmente infantil, criança, frágil, inocente, não sou uma mulher que tem a atitude de ficar por cima (essa é uma posição sexual, aliás, da qual não gosto), vejo em mim a ansiedade por mais aventuras. O corpo pedia por mais mergulhos, mas calma! Deixe-me recuperar dessa sacanagem toda.

SEGUNDA ORGIA

Minha segunda orgia foi mais sutil que a primeira na abordagem. Acho que não havia requintes tão profissionais como a primeira, que teve até funcionários organizando a fila de entrada etc. e tal. Bom, mas o negócio era me divertir e eu fui com uma amiga que havia chegado dos Estados Unidos e estava ansiosa por novidades tropicais – o Brasil é visto como um paraíso sexual. Nem acho que o Brasil seja liberal, ao contrário, a sexualidade aqui é sempre ligada ao comércio. É um comércio sexual. As situações que eu buscava não eram comerciais, mas sim espontâneas.

Durante a festa que se seguiu sem maiores novidades, homem transando com homem, mulher com mulher, mulheres em volta de um homem, homens metendo em uma única moça, nós vimos um amigo nosso de infância e fomos ter com ele. Ele era jogador de polo aquático e estava um gato. Aliás, continuava um gato.

Ele lembrava Clint Eastwood. Na adolescência não tínhamos conexão, pois éramos de turmas diferentes e tivemos pouco contato. Ele sempre fora ligado aos esportes e ao corpo. Com minha amiga a conexão era maior. O pai dela a incentivava a ler, a falar vários idiomas. Por isso, ela é hoje uma mulher muito viajada e interessante. Temos muitas coisas em comum. Mas não imaginava que a curiosidade dela em relação ao sexo fosse capaz de nos unir. Ela tampouco sonhava que eu fosse uma mulher ligada à putaria.

Sem disfarçar a nossa surpresa ao vê-lo na festa, fomos ter com ele, que já se exibia peladão, o corpo escultural. Eu e ela nos olhamos e não tivemos outra reação. Logo nos ajoelhamos ao redor dele e intercalamos um boquete de duas bocas. Ora eu chupava, ora ela chupava. Não deu tempo nem de nos cumprimentarmos. Curti muito essa sensação de falta de intimidade e intimidade imediata sem adorno social, sem preliminares. Acho que ele achou muito engraçado e riu à beça. Não tive certeza se nos reconheceu. Ele pareceu encantado com nossa habilidade e quis retribuir nos lambendo. Demos as mãos e nos deixamos penetrar pela língua habilidosa dele. Indicávamos a posição exata do clitóris. Ele nos obedecia. Ela gozou. Eu também. Ainda que nosso amigo tentasse estabelecer um elo conosco, fomos logo abordadas por outros homens. No decorrer da noite, continuamos transando com outras pessoas e entre nós também. Nosso amigo gatão nos seguia na maior parte do tempo como se um ímã nos unisse em polaridades diferentes que combinavam.

Foram tantas bombeadas que não me lembro exatamente o número de parceiros que tive naquela noite. Minha amiga se deu ao trabalho de contar: sete. Talvez eu tenha pegado um número inferior ao dela, mas, por ser uma experiência nova, me pareceu um monte de caras. Não acho que foram transas da maior qualidade, mas minha amiga, o amiguinho de escola e eu tivemos um elo insuperável.

Antes de minha amiga voltar para os Estados Unidos, nos chamou para sua despedida, mas não teve aquele apelo anterior. A mudança de situação extremamente sexual para a trivialidade da vida doméstica nos brochou. Nossas outras amigas nem imaginavam que tínhamos tamanha intimidade. Isso foi muito legal. Sentir que todo o ambiente recatado era zoado por nossa galhardice.

AMORES LOUCOS

Ter um relacionamento aberto não é fácil. Ainda mais quando não há regras. Isso torna tudo mais excitante e intenso. Cada minuto é vivido com paixão. Não existe uma preparação para isso. É como ser um equilibrista se arriscando em piruetas sobre um fio na linha do horizonte.

A conexão criada pelo gozo e pelas químicas naturais que rolam revela amores loucos, obsessões incontroláveis a que me lancei sem rede de proteção. Um homem misterioso, uma mulher sozinha à procura de libertinagem. Ele era fotógrafo e eu a sua modelo. Ele me abria em pétalas. Os braços fortes me impediram várias vezes de ir embora, pois "Meu marido está chegando em casa agora!". Ao que ele respondia com os olhos cheios de paixão: "Você fica. Você é minha". Uma passionalidade que não combinava com ele. Um enredo que poderia se resumir a impressões de um cotidiano desregrado. Pau na boceta, pau no cu, boceta na cara, boca, língua. Fotos e mais fotos. Ele estava em busca do ângulo perfeito. Eu era Vênus, a deusa do amor, os cabelos sobre os bicos dos seios durinhos só de ele me tocar.

Ele me olhava sempre com olhos atentos: "Seus lindos olhos negros de águia me deixam louco. Mal posso aguentar sua boca pequenina".

Uma pessoa, que já havia transado com ele e comigo, confessou-me que sentia náuseas de nosso quarto, do cheiro de sexo, a colcha, por vezes, manchada de porra. Uma fala um tanto pudica para quem já havia se deitado inúmeras vezes lá. Julguei fruto de alguma coisa mal resolvida entre ela e ele, mas depois percebi que era porque ela desenvolvera aversão a qualquer coisa relacionada a sexo. Acontece. Algumas mulheres desenvolvem repulsa ao sexo depois de muito praticá-lo. Não julgo errado que encontrem um novo sentido em religiões ou em formar família. Sou a favor de tudo. Não gosto dos posicionamentos arrogantes de alguns intelectuais que tecem comentários maldosos sobre as "putas arrependidas" – é desnecessário. Cada um faz de sua vida o que achar melhor. Confesso, eu não sou o melhor exemplo de pessoa tolerante. Perco a paciência com gente muito convencional, mas não condeno quem vira evangélico. Só acho errado ser hipócrita.

Independentemente dos motivos pelos quais ela tenha feito tal colocação, eu procuro não cultivar picuinhas e apenas respondi com um sorriso. Tudo que importava era que eu estava com ele e não ela.

Sentia muita solidão com as seguidas viagens dele. Mas de repente tudo desabrochava em poesia e ele voltava. E lá estávamos nós em plena luz do dia, aos beijos e amassos românticos na cozinha, no quarto, na sala vazia dele, na biblioteca que ele mantinha intacta e cheia de raridades sobre fotografia.

Afetuoso, ele conduzia tudo com calma, sua mão afastava minha calcinha, roçava dois dedos que desencadeavam um grito oco, eu tinha esse pudor de abafar o gozo com ele. Muitas vezes ele encontrava a xoxota já molhada. Tinha uma pegada forte. Ele me penetrava forçando um pouco a entrada e eu gozava com o pênis dele bombeando de leve.

Trepávamos na escada, no jardim, no quarto da empregada. E quando ele tinha de viajar de novo, eu ficava por aí em busca de respostas, em desatino, a cabeça desvairada de tesão, de amor e de loucura.

ANARQUIA

O ideário anarquista era caro desde a escola. A ideia de amor livre era natural. Vivi um primeiro momento de monogamia com meu ex-marido, mas a abertura do casamento trouxe o equilíbrio que dois artistas precisavam. Uma espécie de *Vicky Cristina Barcelona*, filme de Woody Allen, onde a amiga loira complementa e acalma as inquietações do casal original protagonizado por Javier Bardem e Penélope Cruz.

As minhas transas com dois homens ao mesmo tempo ou com casais foram bem frequentes em determinada fase da minha vida sexual. Esse interesse particular, penso, se deve ao fato de que, além de me sentir extremamente segura em meus casamentos, eu gostava da sensação de estar entre entes que se queriam bem, o triângulo me passa a ideia de família constituída. Como se eles fossem os pais e eu a filha. Santíssima Trindade.

Vários casais me acolheram e eu os acolhi com intensidade igual. Mas, em geral, os casais homossexuais têm maior abertura para esse tipo de relação, principalmente os homens gays. Daí nasceu a minha predileção por eles. As mulheres lésbicas são, por vezes, muito possessivas e quase sempre a brincadeira resulta em escândalo.

Eu e Liz ensaiamos um namorico e pegávamos quem passasse pelo caminho. Certa vez, levamos um moço bonito que conhecemos no bar para o motel dentro do porta-malas. Ele ficou impressionado conosco, mas acho que pensou que era algum golpe ou truque nosso. Transamos os três sem maiores consequências.

Em outra ocasião fomos para a casa de uma poderosa diretora de TV que usava os cabelos descoloridos como os de Madonna, e só saímos de lá quando a polícia chegou para acabar com a festa.

Liz gostava de pessoas poderosas. Uma vez pagou para um moleque de rua entregar flores a uma linda mulher todas as manhãs. A bela mulher de meia-idade era uma cantora que muitos afirmam ser lésbica.

A praia de Ipanema também foi palco de nossas estripulias. Com um grupo viramos a noite transando cada um com seu par até o amanhecer.

As minhas incursões em relações não convencionais incluíam o prazer de uma única noite, que podia ou não ter continuidade. Nunca restringi o sexo a um espaço menor e não via motivo para adotar a postura que algumas mulheres emancipadas adotam: empoderamento pela exclusão de possibilidade de envolvimento emocional. A dicotomia sexo *versus* amor sempre me soou forçada e imposta pelo Estado e pelos "formadores de opinião" através dos meios de comunicação, para invalidar qualquer mistura entre diferentes classes sociais e não estimular as relações fechadas por química, o que provocaria, invariavelmente, a mistura de classes. Assim, temos casais sem desníveis culturais e sem química que supostamente "se amam" (ou talvez se amem mesmo, amamos qualquer um, pois todos merecem respeito), mas o fato é que os casais sem química (por covardia?) nunca vão sair do círculo seguro em que vivem nem tentar achar uma química verdadeira – eles não rompem com a norma social. A sociedade teme o descontrole.

Minhas atitudes anárquicas, aparentemente frutos de

uma rebeldia juvenil, sempre foram um flerte de oposição à ordem social vigente e tediosa. É ainda um insulto a mulher assumir que tem desejo. É uma afronta ao *status quo*. Imagina quando a mulher não se identifica nem se contenta com o pouco de liberdade que nos é dada no país do carnaval... Nós podemos ser objeto de desejo, nunca sujeito da ação. O escândalo toma proporções de uma bomba nuclear: acho uma delícia transar com homens diferentes numa mesma noite!

NATUREZA

A beleza da natureza selvagem, o contato de meu corpo nu com as águas de uma cachoeira. A nudez se revela plena quando ficamos nus em ambiente natural, sem possíveis sombras a nos observar.

Fui com um grupo de amigos para uma cachoeira no meio da floresta. A intimidade gerada pela exposição de nossos corpos era muito excitante. De repente, lá estávamos todos nus; os homens se despiram primeiro, as mulheres se jogaram envergonhadas, os pelos pubianos depilados deixando os grelos à mostra, e eu com meus pelos estudadamente cultivados em triângulo. Tirar a parte de cima do biquíni, sentir o vento envolver meus seios livremente numa carícia que os fez endurecer me conectava cosmicamente com o todo.

O sol radiante nos bronzeava, o verde e o ar puro nos desabrochavam em poesia. As nossas risadas e piadas inconsequentes, tudo compunha um cenário de filme idealizado. Um churrasco em Maromba. O jipe enfrentando a lama até chegarmos ao paraíso particular, longe de tudo e de todos.

Liz se deitou e logo Mário, nosso amigo marombado, se jogou por cima dela; a namorada dele ficou um pouco incomodada, mas foi abordada delicadamente pelo lindo namorado oriental de Juan, Akira, e se entregou mais à vontade.

Eu e Juan nos conhecíamos de outros carnavais universitários. Ele sempre se assumiu bissexual, mas fazia sucesso com as mulheres. Ele pulou por cima de mim, bombeava o pênis torto gostosamente, não tinha medo de ser carinhoso, rebolava como um dançarino de rumba, bem sensual. Trocamos de casal. Mário era mais forçado na sua busca pela perfeição na hora de meter. Ele metia freneticamente e sem um padrão de movimentos, ora se encostando todo em mim, ora se esquivando de alguma gota de suor que encharcava seu rosto, caindo de seus cabelos curtos em estilo militar.

Nossos ruídos se misturavam com os sons da queda d'água. Nós nos ajustávamos uns aos outros numa mandala que se desenvolvia em espiral, magnetizando tudo que nos cercava. Um círculo protegido contra más influências.

O prazer extremo é um arrebatamento para fora de si, do mundo, do tempo e do espaço. Eu gozei com Akira ao som das águas da cachoeira e dos pequenos gemidos das outras mulheres – elas eram discretas. Naquele ambiente não cabiam truques para excitar os homens. Fazer do sexo um espetáculo não combinava com o local silvestre que escolhemos.

E assim, entre um pau e outro, picadas de mosquitos, roçando na grama como cachorros loucos, inadaptáveis selvagens, com diferentes energias, corpos quentes e gelados de entrar na água, experimentando posições diversas, continuamos o dia, trocando de parceiros em pleno verde. Uma cena bucólica e pornô que não perdia o lirismo desajeitado de jovens em busca de crescimento espiritual.

PORNOGRAFIA

Aos meus olhos o universo se movia na direção de meus sonhos. Cultivava o idealismo de viver amores livres desde pequena. Desconfiava o tempo todo das pequenas vitórias de aprovação social e de que elas não passassem de simulacros de felicidade. O mundo dos atores e atrizes de Hollywood, o faz de conta do cinema, tudo contribuía para o endeusamento das imagens irreais dos personagens.

Os filmes sensuais e os chamados filmes de sexo não simulado fizeram parte do meu repertório cultural. A pornografia, apesar de a maioria ser composta por clichês recorrentes, homens com paus gozantes, bocas femininas abertas, esporradas na cara, funcionou na minha trajetória como válvula de escape, um veneno antimonotonia.

Eu poderia dizer que tudo que aprendi sobre pornô caiu por terra ao me ver como escritora pornográfica. O engajamento do meu primeiro livro se revelou nas cenas de sexo explícito como uma denúncia de violência contra a mulher e também como parte de histórias bacanas, em que o sexo era sensual de fato e não uma invasão.

O sexo explícito na tela é desconfortável para alguns. Outros apenas absorvem as informações. Porém não busco "psicologizar" os motivos pelos quais o espectador dos filmes pornográficos muitas vezes diminui a relevância daquela obra. Ainda que eu concorde que as reações nos filmes pornôs sejam totalmente estereotipadas e com finais previsíveis, acho um movimento de libertação importante. Deveriam tentar soluções menos batidas para as cenas, pois considero constrangedor o número de homens comuns (homens da vida real) que tentam se aventurar a imitar os "atores fodões" e pagam o maior mico. A pornografia teve essa forte influência na (des)educação sexual dos homens. A discriminação direcionada às atrizes pornográficas na nossa terra é um vexame, uma vergonha nacional. O horror e a aversão que as pessoas têm talvez se deva ao fato de que sejam pessoas mal resolvidas em suas vidas sentimentais. Não há motivo que justifique essa mesquinharia.

Presenciei vários ataques a uma amiga que foi atriz pornô e estudava comigo num curso de teatro. O grupo se sentiu traído ao descobrir que a moça tinha atuado num filme de sexo. Outra amiga, que também é atriz de filmes pornográficos, já me relatou uma impressão diferente, mas ela ainda é iniciante.

O constante ataque dos governos às expressões de erotismo na arte não se dá de maneira ingênua. Até mesmo nosso conceito sobre o que é ou não válido artisticamente está contaminado por uma visão aniquiladora e moralizadora sobre as possibilidades do sexo. Isso não quer dizer que é para saírem por aí invadindo pessoas nem as violentando.

No documentário "Pornografia: uma história secreta da humanidade", a pornografia e a sua marginalização são explicadas como mais uma forma de controle dos poderosos sobre o corpo da população. A Inglaterra Vitoriana cunhou o termo "pornografia" como uma forma de proibir a arte que contivesse imagens de sexo explícito.

Sempre houve tabus em relação ao sexo, mas o que mudou a partir da era vitoriana foi esse fato peculiar: a proibição nos termos da lei, a proibição da reprodução das imagens de sexo explícito com a criação do vocábulo *pornography*.

O que eles temiam? Temiam que as pessoas tivessem acesso a formas artísticas extremamente libertadoras e questionadoras de tabus e, portanto, "obras perigosas".

Paradoxalmente, na mesma Inglaterra dessa época, os maiores fetiches e taras sexuais foram cultivados secretamente. Será que entre os índios existe esse olhar tão fetichista? Não sou contra os fetiches. Hoje em dia já temos uma tradição fetichista em relação aos pés, por exemplo, que acho superlegal. Mas alguns podem ser denunciadores de falta de liberdade intrínseca no nosso cotidiano. Será que somos tão abertos como pensamos?

A prosa erótica se utiliza de uma linguagem que ainda considero em consonância com uma estética burguesa, mas não gosto de generalizações. Para fugir do burguesismo e do formalismo, adotei uma linguagem popular bem simples no meu primeiro trabalho. Uma tentativa de me conectar com o povo.

Tudo que aprendi de dolorosamente original devo a alguns autores canalhas que encontrei pelo caminho, vítimas da rigidez de seu próprio cinismo. A literatura me parece um exercício extremamente elitista, uma masturbação floreada de academicismos disfarçados ou não. Mas e daí?

BDSM

Minha entrada e saída rápida do sadomasoquismo se deve a um homem casado que adorava ser sodomizado com um pau de plástico. O nosso amigo de borracha era sempre a estrela da festa. Apelidei o gorducho amante de Peixuxa, em homenagem à música do Raul Seixas que evocava "o amigo dos peixes" e também por ele ser do signo de peixes, ter o rosto que lembrava o semblante assustado dos peixes e olhos oblíquos de "peixe morto", como dizem. Uma tarde ele me levou a um clube de swing.

O local se assemelhava a uma boate qualquer, tinha um palco onde dançarinas faziam estripulias de *pole dance*. Na pista de dança, que ficava embaixo de uma grande bola espelhada que girava loucamente refletindo luzes para todos os lados, alguns casais dançavam sem muita convicção. Talvez não fossem propriamente casais, pois muitos homens levam garotas de programa e não a esposa para forjar que são casados, e o cara foder com outra mulher comum, digamos assim, "não profissional do sexo" ou que lembre uma mulher "de família".

Na parte de cima, compartimentos com pequenos buracos permitiam ver o que rolava dentro das cabines. Muita putaria, muita sacanagem. Mulheres se enroscando nuas, homens com máscaras negras de látex ou de couro coladas ao rosto como se fossem carrascos medievais, outros usavam até máscara de ferro com dois buracos para os olhos e presas de metal no lugar da bocal.

Grades nos prenderam a um enorme elevador que nos conduziu a caminho dos quartos privados que ficavam no topo da construção. Paredes pintadas de preto que cintilavam no escuro. Só era possível ver a sombra de Peixuxa por causa de seus ombros largos que tomavam o corredor estreito. Um casal veio atrás de nós como se fôssemos guias dentro de um labirinto escuro e sinistro. Assim que entramos no quarto com o casal, eu já sabia mais ou menos o que me esperava. Peixuxa acenou com a cabeça, vesti o cintaralho, ele se mostrou tão excitado que me indicou que eu metesse a mão sem o adereço. Um tanto receosa, mas curiosa sobre meus limites, me arrisquei num *fistfucking*: meti o punho fechado com gel no cu dele diante dos olhos estarrecidos do casal. A princípio meti escavando suas entranhas até chegar ao ponto de ele dizer que estava bom. Peixuxa, de quatro, gemia, me pedia mais, chorava. Eu dava mais umas bombadas malucas com a mão que penetrava mais fácil ao comprido e quando saía, vinha com pedaços pastosos. O cheiro empesteou o local e logo nossos amigos estavam procurando um lugar pra vomitar. O homem ficou visivelmente com medo, mas nesses ambientes, em que tudo é permitido, as pessoas se soltam mais, ou melhor, se deixam levar com maior naturalidade pelos instintos. Todo mundo busca aprovação para suas atitudes.

Naquela ocasião fiquei um tanto chocada com o desejo de Peixuxa. Eu não estava familiarizada com o *fisting*, não por ser uma penetração num homem, mas por envolver fezes, e isso acompanhado de uma atitude dele que julguei infantil, como se estivesse fazendo algo errado. Alguns homens esboçam essa atitude quando consomem pornografia ou ficam com mulheres fora do casamento. Não gosto de quem tem vergonha de seus desejos. Prefiro os escrachados.

Talvez fosse muito menina ainda, eu me perguntava o porquê de meu amante casado se entregar a tamanha humilhação. A gente nunca sabe o que dá prazer ao outro e não gosto de julgar, mas o choque é inevitável. Aos poucos, penso que eu mesma fui ousando nas fantasias mais e mais.

    Talvez por terem sentido que ali naquele espaço tudo era permitido, vendo o prazer estampado no semblante do Peixuxa, foram se soltando e bateu a curiosidade de experimentar. Eu me senti um tanto desconfortável em ser a vilã da cena protagonizada. Queria lavar a mão com álcool.

    Quando tiveram coragem, mais tarde, utilizei-me apenas do pênis plástico e eles, já pelados, se prostraram de quatro, pediram-me para que eu usasse com cuidado a ferramenta neles. Imagine a cena hilária. Eu vestida com um cinto cuja parte frontal se assemelhava à tromba de um elefante, e os outros três adultos esperando de quatro cada um a sua vez de levar na bunda. Eu não consegui levar isso a sério. Estava ali mais como curiosa, mas fiz o meu papel.

    Peixuxa queria que eu aprendesse a arte de esbofetear. As minhas incursões no BDSM não foram prazerosas para mim, pois não me identifico como alguém capaz de dominar ninguém. Se for para exercer poder, prefiro a dominação psicológica, que tem tonalidades mais inteligentes, penso. A dominação mental costuma ser implacável. Ninguém fica livre de alguém que endeusa.

    O meu amante colecionava revistas de saúde masculinas, almejava ficar magro um dia, característica que o ridicularizava diante de mim. Pode ser que guardasse culpa de eventos do passado que eu desconhecia. Alguns sadomasoquistas têm esse tipo de história. Ou simplesmente a esposa dele não topava tais brincadeiras. Com ele experimentei a posição de frango assado dando o cu enquanto ele se esfregava em meu clitóris. Achei-o desengonçado e esse tipo de pensamento crítico é algo inescapável dentro das relações estáveis. Essa mesma posição é uma delícia quando bem realizada; eu e Alê nos arriscaríamos mais tarde com a ajuda de um travesseiro embaixo da minha bunda, e ela se mostrou mais eficaz. Com Peixuxa tentando fazer, mas tendo de corrigi-lo a todo o momento, eu o via como uma galinha ridícula e cacarejante. Eu acabei terminando com ele. Não tínhamos mais o que experimentar, uma vez que eu perdera o interesse em torturá-lo. Percorremos todos os clubes sadomasôs. Eu finalmente assumi meu voyeurismo, mas não gostava de ver gente pendurada por *piercings* no teto nem ninguém sendo queimado com cera de velas.

As fantasias sexuais são muito pessoais para que possam ser compartilhadas na totalidade, ainda mais se forem fantasias discordantes. Eu não seria capaz naquele momento de ter abertura para aguentar ver imagens de chicotadas, asfixia erótica, pau de arara e outras formas de tortura.

Talvez estivesse errada, com uma impressão de iniciante. Mas, naquela época, estar num espaço fechado que nos é reservado para putaria me parecia uma permissão em consonância com o reacionarismo e o conservadorismo. Como a minha intenção sempre foi libertária, eu não me sentia tão transgressora nesse tipo de local. O problema não era a concepção da tortura física, a prática não era prazerosa como a coisa no plano ideal.

Infringir as regras sociais em espaços abertos ou destinados a outra coisa (salas de aula, banheiros públicos, esquinas escuras) é uma prática que me era mais familiar e confortável do ponto de vista ideológico e psicológico. O prazer nessas ocasiões era incomensurável.

Em outro momento, com uma pessoa que levei mais a sério, me entreguei a palmadinhas leves que foram muito excitantes. A aparência física de Peixuxa, com sua compleição afofada, não lembrava a de um dominador, e ele provavelmente já sabia disso e optava por se submeter.

Num outro momento, conheci uma dominatrix bem famosa e experimentei usar roupas de couro e entrar no clima de ser submissa. Mas o máximo que consegui chegar à época foi ser amordaçada e tirar algumas fotos de brincadeira aos pés de uma cadeira de onde supostamente eu teria conseguido me desamarrar. Minha personalidade não buscaria uma relação tão extrema com a quintessência da dor que justificasse o mergulho fatal em *bondage, domination and sadomasochism*.

CONTEMPLAÇÃO

Volta e meia, pensamentos desconexos tomavam conta de mim na adolescência. Acho que eu pensava demais, tinha uma tendência à contemplação. As pessoas confundem a curiosidade sexual de alguns com falta de profundidade, como se para ter profundidade a gente devesse abrir mão da sexualidade e negar a vitalidade, o vigor físico, a virilidade ou feminilidade no seu sentido mais básico e instintivo (seja com homens, mulheres, ambos ou outros).

Seria a vida um erro? Um erro profundo de Deus? Os acontecimentos cotidianos seriam uma sucessão de inconveniências constrangedoras? Os encontros seriam choques desnecessários? Essa série de perguntas me envolvia em dúvidas sobre quem eu era e quem poderia ser. As palavras não davam conta de tufões mentais, pensamentos circulares.

A má interpretação de buscas existenciais sinceras me fez guardar belos momentos. Eu tinha pavor de que minha família tomasse ciência de quem eu era de fato: uma pessoa interessante.

Lembro-me de um dia quando mamãe disse: "Sabe, as pessoas assistem ao próprio fim, definham a olhos vistos, veem o próprio corpo se decompondo em vida". Essa colocação me deu arrepios. Minha mãe trazia no semblante a razão – ela tem o hábito de usar a convicção como recurso na fala. Uma amiga dela havia acabado de morrer jantando. Caíra desmaiada em cima do prato e poucas horas depois morreu no hospital. Morte santa. Rápida, aparentemente indolor, um susto.

A ideia de Deus sempre me fascinara. Todas as minhas perguntas ficariam sem resposta. A única saída se encontraria na fé sem provas ou em assumir a pureza da ignorância.

OPUS 8

A sinfonia da orgia. Uma sequência de paus eretos esperando por alguma boceta que se oferecesse. Isso era mais ou menos o que se seguiu na série de orgias para as quais fui convidada. Pude encontrar em São Paulo um quadro muito superior em qualidade. O Rio é uma cidade pequena para isso. Uma meteção desenfreada e desordenada me fez virar uma grande *voyeur*, pois nem sempre me encontrava em condições físicas de participar. A festança mal começava e eu já estava com "ais" e "uis" de velha... Resolvi me poupar um pouco e só olhar. A boceta ralada doía de tanto esforço. Dá-lhe pomadas e remédios.

O sexo tem dessas coisas. Quem não gosta de sujeira não gosta de sexo. É exercício, é habilidade, é jeito e é satisfação para os dois lados, ou para todos os lados. Uma porção de imagens sexuais se seguiu. Motéis da vida com um monte de gente.

Alexandre, nossas amigas íntimas e eu decidimos ler um trecho de meu primeiro livro no motel. Uma das moças ficou vermelha ao entrar no local. Sob o olhar safadinho da funcionária, elas calaram. No carro fizeram a maior algazarra, mas na hora "H", já viu...

Nós nos chupamos umas às outras, o acariciamos também, que ficou bem durão com toda a festa. Metia em uma e a outra, enciumada, já oferecia o rabo. Enquanto eu me alimentava, elas davam para ele. E depois eu continuava dando também. Uma lambeu o cu da outra para facilitar a entrada do membro.

Essas confusões com amigas nem sempre dão certo. Elas ficam magoadas se são excluídas de alguma outra festa.

Aí, para explicar, fica chato. Uma vez, uma delas entrou armada na casa de uma superdiretora de televisão que estava ficando com Liz. A gente se conhecia e eu mesma já tinha ficado com a tal moça. Como ela foi rejeitada pela diretora, que engrenara com Liz, não se deixou abater e apareceu que nem uma louca. Nós achamos que era brincadeira. Imagine pensar que alguém vai ter uma arma e sair por aí ameaçando as pessoas! Mas era de verdade, pois, quando a entrada triunfal dela anunciando que estava armada foi seguida por nossas gargalhadas, a moça simplesmente meteu um pipoco na janela, que se estilhaçou.

A galera ficou maluca e ninguém sabia onde se esconder. Tentamos achar a louca, mas ela também se escondeu, sabe-se lá onde. Liz chorava que nem uma desesperada, a vida dela estava em risco. A diretora chamou a polícia. Ninguém atendia, parece incrível, nessas horas a polícia nunca atende. Ninguém queria ficar no apartamento. Até que, finalmente, a polícia apareceu acionada por algum vizinho.

O mundo gay feminino é bem diferente do gay masculino. Algumas mulheres não levam nada na esportiva, apesar de que situações de violência são muito comuns no mundo dos homens gays. As mulheres reagem de modo mais vingativo, passional, a atitude é pensada para ferir emocionalmente.

O misto de depressão, autopiedade e negativismo leva a muitas atitudes impensadas. O pior veneno é o de sentir-se rejeitado. Não digo que nunca me senti assim, eu estaria mentindo, mas procurei superar isso de modo a me reinventar a partir de qualquer crítica e, de fato, fui muito amada pelos homens, o que me deu forças para continuar, apesar das rejeições de amigos e parentes.

A vida não me rejeitou. Caso você pense que não tem solução, lembre-se de que a vida acolhe. A vida é maior do que as picuinhas.

ECLESIASTES

Alexandre delirava com o pau babado na minha boca. A minha língua lambe-lambia a glande, me atinha à cabecinha que se mexia pedindo mais. De repente, eu o metia lá no fundo da garganta e tentava fazer o truque que uma amiga me ensinara apertando e comprimindo a piroca com os músculos da garganta. Mas não sou profissional, não seguro a onda de um *facefucking*. De qualquer modo, o que vale é a intenção; ele não parecia se importar, apenas gemia pedindo mais. É certo que nem era uma tara dele, eu que inventei de brincar de *pornstar*, mas isso não é para qualquer uma. Com a boca aberta e de joelhos, eu me preparava solenemente para comungar. Uma freira devassa recebendo a hóstia sagrada. Rito eucarístico.

O jato leitoso chegava quente, grosso e eu engolia como quem engole uma pétala. Uma flor brotou, uma flor brotou no meu jardim. Uma flor rompeu o asfalto. Uma flor despertou em mim. Continuava com o pênis melado introduzido até que ele ia aos poucos perdendo a rigidez e, bem devagar, eu podia apreciar sua mutação e volta ao repouso.

Os olhos dele se voltavam safados para minha direção. Gosto particularmente quando ele puxa carinhoso e firme meus cabelos e o engulo com gosto. Minha boca é pequena e não consigo abocanhar seu pau por inteiro.

Alguns homens se sentem particularmente poderosos quando fazemos um sexo oral com gosto. Costumo dar e receber essa carícia, mas é mais frequente que eu receba o sexo oral, não sei bem a razão. Acho até engraçado que as mulheres sintam falta de muitas preliminares, pode ser inexperiência sexual delas ou uma experiência ruim com o sexo, com homens travados, machistas, que provocam traumas com suas inseguranças e exigências de que a mulher faça o papel de boazinha. É difícil achar um homem libertário. Qual mulher pode se debruçar sobre um falo de primeira? Todos os ritos comportamentais e ações óbvias do rebanho me causam repulsa. No final das contas, é só uma galerinha cujas vidas são determinadas pelo medo. Pouquíssimas pessoas serão verdadeiramente livres a ponto de descobrir os mil gozos. Talvez seja melhor assim. A vocação verdadeira dos poetas é ser diferente. Pode ser que eu tenha simplesmente falta de tudo, de absolutamente tudo. E tudo que tenho parte de mim. Até a comunicação é dolorosa. O êxtase é a exata situação em que não preciso dizer nada. O sexo oral preenche as faltas de natureza espiritual, uma volta à infância, à fase oral.

A comunhão significa a união da pessoa com Deus. Sempre me fascinara pelo sacramento da eucaristia, quando a carne de Cristo e seu sangue se misturam ao eu dos fiéis. Não vejo, na associação desse rito com a felação, uma blasfêmia.

GANGBANG

Melancolia foi o que me motivou a sair de casa naquela noite fria. Os dias passavam lentos, sem nenhuma saída para o tédio. Juan e Akira me sugeriram um encontro com amigos deles bissexuais não assumidos por força da profissão: jogadores de futebol. Fomos para uma sauna gay, o tempo pedia calor humano. Mulheres são proibidas nesses locais, mas nossos amigos fecharam a casa por uma noite para que eu pudesse entrar, gentileza que retribuí beijando-os um a um, lentamente. Cercada de machos, eu me senti a mais protegida e ao mesmo tempo a mais frágil das criaturas. Cada um deles me pegara de um jeito forte e envolvente de modo a encostar todo o meu corpo no deles. Pude sentir o sexo latejante de alguns e o perfume de almíscar de outros, a barba bem-feita com loção ainda fresca.

A maioria das pessoas talvez não tenha intimidade com as práticas homossexuais. É certo que o mundo gay gera medo nos mais tradicionais. Eu não tinha medo. Sentia-me atraída por esse universo exclusivamente masculino e sem frescura.

Ao chegarmos ao local discreto, numa cidade do interior de São Paulo, não havia nenhuma placa que indicasse que ali fosse um ponto gay, nada que constrangesse os frequentadores. Só os entendidos sabiam da existência daquele local.

Fomos recebidos por um homem bonito, alto, sarado, que nos deu a chave de um armário para colocar nossas roupas. Ficamos todos só de toalha. A princípio, a decoração não era diferente de um bar ou boate, com a ressalva de que todos trajavam toalhas.

Quando entramos no *lounge*, a cena se transformou numa passagem de Pasolini ou talvez lembrasse mais o cenário de *Querelle*, com fortões pegando homens com cara de pais de família. A piscina cheia de homens estava amarronzada. E mesmo assim alguns mergulhavam com tudo. Davam a impressão de uma busca frenética por emoções cada vez mais escrotas. Certamente já tinham metido bastante. Eles penetravam sem discriminação e, invariavelmente, já metiam no próximo que se oferecia. Os paus cagados entravam e saíam livremente, assim como o fedor que vinha na nossa direção.

O ambiente fechado e escorregadio assustaria a maioria das pessoas, a claustrofobia que a sala azulejada branca nos despertava era ao mesmo tempo aterradora e desejável, pois nos confrontava com a possibilidade de romper mais esse limite. Mas, por razões higiênicas, eu pedi para que fôssemos para o terraço. "Seu pedido é uma ordem!", disse Juan.

Eu não me sentia preparada para o que julguei uma nojeira e perversidade do mundo gay, mas no fundo acho que eu entendia essa revolta e esse frenesi. Eles não tinham medo de nada.

Frente a frente com o time de futebol, Juan era o técnico que os orientava para que ficassem em fila para me comer. Akira também entrou na dança e, juntamente com outro fortão, me segurou pendurada, suspensa com as pernas arreganhadas e as costas na parede do espaço aberto e cheio de plantas. Os atletas metiam em sequência. Eu não me preocupava em atingir o orgasmo ou ter prazer, buscava a sensação que vinha da variedade dos tamanhos diferentes deles que davam algumas estocadas e já passavam a vez para o outro. Minha bunda ficava espremida na parede lisa e gelada, pressionada pelos movimentos deles. Minhas mãos abarcavam outros membros duros. Deus era a voz sem rosto, era o verbo que se fez carne. Precipitei uma situação que se conduzia fora do meu controle? Uma objetificação sem nenhum tipo de enlevo metafísico? Paus cogumeludos, paus meio moles entrando e ficando duros quando introduzidos na totalidade, paus feiosos cheios de veias. Eles não se importavam com o próprio prazer, acho que consideraram a situação prazerosa o suficiente, se preocupavam em obedecer ao rodízio. Atuaram de forma carinhosa, não eram bruscos, alguns estavam visivelmente nervosos, monstros frente a uma flor.

Os buracos preenchidos, pedi penico. Eles continuaram a orgia uns com os outros. E eu me entreguei ao exercício da audição.

A orgia gay tem cores mais fortes, másculas. Juan já me prevenira que os gays "botam pra quebrar". Sorviam a porra do ânus de um para compartilhá-la num beijo com outro. Abriam a bunda do companheiro, cuspiam, molhavam o ânus com violência e aparente descuido. Um deles, dirigindo-se a mim, presumo, falou: "É uma menina", frase que foi seguida de uma gargalhada coletiva estridente.

Ignorei o que senti como um insulto, ser lembrada de meu lugar de jovem mulher. Não tinha forças para elaborar um pensamento claro sobre, nem distinguir quais eram as verdadeiras interpretações de uma frase.

Lembro que por segundos adormeci, para em seguida ser acordada pelos urros de um deles que era "feito de mulher" – Juan descrevera a cena assim mais tarde.

Durante anos eu quis ser homem; se por um feitiço eu tivesse tido essa oportunidade, abraçá-la-ia convicta. Todavia, ao me confrontar com a questão hipotética que me assombrou nessa oportunidade na sauna, a de uma possível orientação homossexual masculina, me perguntei se eu aguentaria o tranco de ser um homem que gosta de outros homens. É certo que não eram gays saídos do armário, mas, mesmo assim, sofriam como quem sofre de dupla personalidade. Uma vida esquizofrênica – fora dali eles eram os gladiadores da pátria.

Cansada, ao fim, eu me vi como um bebê que absorvia as primeiras impressões sobre o mundo. Ajoelhada aos pés dos homens, me rendi à sua superioridade. O time de futebol era vencedor: 7 a 1. Os campeões se reuniram à minha volta, numa roda de coxas torneadas, e batiam punheta vigorosamente. Comemoramos com uma chuva de sêmen sobre mim. Fechava os olhos quando o líquido quente escorria pela minha testa. As esporradas me atingiam a cabeça e eu me esquivava, protegendo o rosto, os cabelos melados com um véu branco, um manto sagrado.

Um misto de abandono, humilhação, vergonha, euforia e redenção. Afogada em lágrimas, eu era a própria imagem da santidade. Os ruídos deles se assemelhavam a torcedores bradando em coro: "É campeã, é campeã!". Eu chorava sem resistência, o corpo pelado entregue. Por um momento lembrava a garota do Vietnã, as esporradas eram como bombas jogadas sobre minha pele. Nunca esquecerei as imagens na sauna gay... No centro do campo, eu recebia a taça da vitória. Invadida por uma alegria desesperada, igualava-me às beatas com as mãos para o céu. Oh, glória!

NINFOMANÍACA

Às vezes junta um monte de homens em torno da mesma mulher para finalizar, eles adoram quando veem que a boceta está gozada e isso atrai mais homens – acho que eles têm um prazer especial em melar o pau na porra dos outros. Nessas ocasiões, eu sempre me esquivei. Alguns hábitos não são para mim, a minha praia é a curiosidade, a entrega, mas não topo me arriscar desse jeito. Depois do fantasma das DSTs, tenho medo de muitas coisas, mas alguns medos específicos eu perdi.

É visível a minha transformação desde que passei a ter uma vida mais aberta sexualmente e, ao mesmo tempo, longe da família. Passei a ser mais eu. Não ligo para possíveis *bullyings*, nem mesmo para o besteirol pseudocientífico sobre adicção ao sexo. Isso, em alguns casos, é mais uma tentativa de controle das reações e dos comportamentos.

A minha vida hedonista me garantiu criatividade e integridade nas minhas opções. É muito gostosa a sensação de liberdade sem vigilância de olhos críticos. Não só o sexo era prazeroso, as carícias também, estar envolta por pessoas de todos os lados.

Brincar com as picas encostando de leve na minha pele, nos meus olhos, tocando o meu grelo. Outras entre os meus seios numa espanhola meio sem substância. As minhas mãos masturbando uma e outras e mais outras e mais outras, todas querendo mais. Eu como uma bailarina de uma coreografia pornográfica.

Não curto posições incômodas, a de frente com as pernas para cima é uma delas. Eu acho essa posição um tanto quanto caricatural. Gosto de absoluta naturalidade. Tudo tem de ser feito sem esforço.

Também não tenho paciência para afetações de homens que querem dar uma de gostosões e adotam uma atitude artificial para mostrar que "é apenas sexo". Quando estamos seguros de nós, de quem somos e do que queremos, não há motivo para tamanha infantilidade. Esse jogo só funciona se for uma brincadeira e o homem for mesmo gostosão e estiver em sintonia com a gente, caso contrário ele pode cair em uma armadilha.

Jamais me gabaria de ter pegado os homens que peguei. Acho tudo natural. Nunca foquei em famosos também, eles são como qualquer pessoa. Todas as pessoas são interessantes. E, se tive a oportunidade de ter contato com alguém de projeção, foi por morar no Rio e andar entre os artistas. Isso é muito natural na zona sul carioca.

As minhas aventuras de adulta são bem parecidas com algumas fantasias da minha infância. Devo admitir que as fantasias elaboradas desde criança já eram bastante liberais. Brincava de Barbie com as amiguinhas e já criávamos histórias bastante complexas de amores, amantes, separações, casos, namorados e, no meu caso, até surubas. Minha mãe devia estranhar quando pegava todas as bonecas deitadas na mesma cama junto com algum Bob ou Ken entre elas...

Como o pênis entraria? Ele ficaria parado? De que maneira eu gozaria? Ainda não estava claro sequer o que era gozar. O que seria essa sensação misteriosa do orgasmo? Mesmo que eu intuitivamente adivinhasse que haveria algo mais a partir do esfrega-esfrega nos travesseiros e nas amiguinhas quando tomávamos banho juntas (sob os protestos de mamãe, que não gostava que nos demorássemos), a sensação do orgasmo propriamente dita foi alcançada de verdade na sua plenitude com um vibrador de mão. Um enlevo que me tirou do sério e me fez ser arremessada para fora de mim.

Com minhas amiguinhas, busquei a sensação do orgasmo sem sucesso. Vivi uma série de amores metafísicos. A realização não se dava por completo. Mas eu insisti, sentia-me uma criança muito atraente. Uma Lolita charmosinha e sensual. Jogava charme para outras crianças, mas nem sempre elas correspondiam, talvez por ainda não terem um espírito sutil e atento aos jogos sensuais. Com o tempo, percebi que poderia transitar entre ambos os sexos.

Já adulta, a sedução se tornou um artifício cansativo e excessivamente em consonância com ditames sociais ultrapassados. A sedução teria de buscar mais sutileza na sua manifestação. Meu superego não me deixaria cair na caricatura da *femme fatale*.

Posteriormente, nas aulas que tive de psicanálise (ainda que eu não entendesse direito os conceitos), pude perceber que o meu crescimento foi acompanhado de uma visão estética delineada sob o peso da cultura ocidental e que, com a cultura, veio uma crítica muito exacerbada de mim mesma e dos outros. Isso foi interessante para que eu pudesse inovar no meu jeito de ser, na minha manifestação no mundo.

Nunca me envergonhei de meus desejos e não me conformava quando encontrava algum chato machista que porventura se candidatasse a namorado para eu me mostrar alguém "de família". Sempre exigi qualidade. Pelo contrário, as minhas fantasias sexuais acabaram abrindo uma possibilidade numa espécie de entrelugar, um espaço de loucura saudável que me permitiu experimentar aquilo que outras pessoas teriam achado doentio e aos meus olhos foram experiências bem interessantes. O sentimento de culpa e o ressentimento que algumas mulheres demonstram ao dizerem que passaram "na mão" ou "pela cama de vários homens" nada representou para mim durante muito tempo. Ou mesmo as atuações histriônicas de homens e mulheres se achando "profundos" ao dizerem que só transam com pessoas relevantes. O número ideal para mulheres é cinco (e olhe lá). O mundo inteiro só teve cinco pessoas na cama. Para homens, o número aumenta para "várias periguetes antes de você"... Todos esses subterfúgios aos quais as "pessoas normais" recorrem para garantir que são confiáveis me soavam como piadas de mau gosto, ou despertavam repulsa como quando vemos uma telenovela brega recheada de obviedades. O que era isso quando comparado a um número infinito de transas? O que era isso quando comparado à certeza de que qualquer um pode ser amado? É possível desenvolver relacionamento com qualquer um. Difícil é achar quem não caia nos apelos do ridículo.

NOVAS PUTARIAS

Eu, Guga, Juan e outros amigos, dentre eles um novo casinho meu (um ninfeto que organizava baladas como DJ), fomos para Búzios. Ao final de uma noite numa boate lotada, emendamos com novos amigos para Cabo Frio, onde nos disseram que rolavam de madrugada sessões de sexo explícito com paus desconhecidos entrando pelas janelas em busca de alguma boca que topasse.

Ao estacionarmos, o local parecia mais um *drive in* comum, sem nada de sensual ou que lembrasse sexo. Guga não era gay e não se entusiasmou com a possibilidade de nos ver chupar picas anônimas, porém ele achou a ideia válida enquanto espectador. Juan topava e o ninfeto só queria zoar. O silêncio foi entrecortado por novas abstrações – um grupo batia nos vidros como quem pede para entrar. As mãos de Guga acariciavam meus seios expostos, os biquinhos ficando duros, o DJ chupava os mamilos. Juan se refestelou com as picas entrando pela janela, mas mudava de pau como quem troca de cueca. Quando veio um peru fino, ele falou alto: "Isso é pau que se apresente?", e rejeitou. O ninfetinho se borrava de gargalhar e se enroscava em mim. Transamos na caminhonete com Guga abrindo as minhas pernas para o outro meter melhor.

Meu pé tatuado foi agarrado por Juan, que se esmerou em separar dedinho por dedinho e estalá-los um a um. Uma escrotice gratuita. Ele bruscamente interrompeu a ação e gritou: "Eu quero muita sacanagem!", e se jogava para fora da janela do carro. "Eu quero que vocês se fodam, cambada de filhos da puta da burguesia!".

Esse mesmo carro já havia sido palco de nossas estripulias quando eu me debrucei sobre a nobre ferramenta dele enquanto ele dirigia. Ou como quando passamos buzinando pelo Aterro do Flamengo ao som de Led Zeppelin só para chamar a atenção e gastar nossa juventude. Nessa mesma ocasião, encontramos o Guga no Posto 9, em Ipanema, e eu os apresentei em frente à bandeira do arco--íris. Guga ficou um tanto enciumado, mas logo passou a gostar das afetações do nosso amigo, que o presenteava com comprimidos ou com *cannabis*.

Não sei o que nos inspirou nessa ocasião, no *drive in*, a fazer algo assim. Uma permissividade sem cuidados, típica de adolescentes que não éramos mais. A juventude eterna nos era dada de presente a cada fantasia realizada.

O DJ tinha de partir no dia seguinte rumo ao Sul. Na capital gaúcha, ele tocaria para seus novos fãs. Nós continuaríamos a curtição em Búzios. A esperança de que nossas amizades e nossa cumplicidade de amor nos uniriam para sempre era alimentada pela certeza de que, por um desígnio divino, fôssemos transmutados em românticos cavaleiros universais no imaginário popular através da literatura.

Sempre quis entender e escrever sobre tudo isso. Deixar o registro de minha juventude no papel para que tais experiências pudessem ser de alguma relevância para alguém no futuro, para que a literatura fosse enriquecida de relatos que não tratassem o sexo com visões proibitivas, para de alguma maneira ajudar as pessoas, para me transformar em alguém melhor.

O FLAUTISTA MÁGICO

Num desses reencontros que a vida pode nos proporcionar, acabei por reencontrar um colega de turma de uma antiga escola. Ele sempre tivera o corpo magro, muito branco, e continuava do mesmo jeito. Minha aparência já não era mais a mesma da escola.

Eu não estava numa fase tranquila, minha mãe me atormentava com a questão da publicação de meu primeiro livro e eu me revezava entre inúmeros casos, festas, viagens. Como estou acostumada com esse estilo de vida, não percebi que ele criou uma falsa imagem mental em relação a mim, como se eu fosse a mesma menina. Eu não disse que era casada. Por ele ser do meio artístico, talvez tenha pensado que eu não tivesse grandes possibilidades como mulher, como ele teria sendo músico. Talvez ele quisesse que as coisas se desenrolassem de modo mais tradicional, com namoro e a família sendo apresentada etc.

Eu tentei levar o caso com ele adiante, mas sou muito vaidosa e não gostei de ser subestimada e vista como alguém "sem rumo" ou "uma louquinha que precisa de ajuda". Ainda mais quando ele inverteu a situação e tentou passar a imagem de "homem de muitas mulheres". Ora, eu não sou criança e achei isso nada a ver, até porque dava pra sentir que ele não tinha muita experiência. Sumi. Voltei um ano depois. Ele estava em frangalhos.

Nas poucas vezes que nos encontramos, eu já tinha fodido com outros na mesma noite e ele deve ter notado. Não viu isso com bons olhos, nem com o bom humor de quem se sente prestigiado por uma mulher interessante; ele não tinha abertura mental para isso. Eu queria ser conquistada aos poucos, e não obrigada a apresentar uma versão de "noviça rebelde". Ele teve a visão manjada das pessoas comuns. Era um rapaz "de família". E acho que ele pensava ser inconcebível que alguém quisesse algo sério comigo. Isso me irritou, pois, além de ser casada, ainda tenho muitos admiradores e homens querendo casar comigo, sim! Instaurou-se uma queda de braço para ver quem era a pessoa "mais interessante". Ou talvez quem era o artista mais requisitado. Sei que o sexo não tem que ser limpinho, mas dessa vez acho que exagerei... Um lapso para deixar bem claro que eu transei com outro? Senti o cheiro da minha xota encapetada nos lábios dele. Choquei o rapaz? Sei lá... ele quis mais...

A falta de entrega nas relações burguesas me incomoda demais. É um toma lá, dá cá em jantares e restaurantes e promessas. Todas essas ideias, entretanto, não ficaram claras ou ele não teve abertura mental para perceber que sou uma mulher com aspirações fora do senso comum.

Não quero ter de dar aula para ninguém. Ele não estava acostumado a transar. E eu fui implacável. Poderíamos ter realizado fantasias, meia nove, papai e mamãe, algo que combinasse mais com as impossibilidades físicas dele. Mal conseguia controlar a ejaculação. Eu gostei particularmente de me sentir superior a ele no sexo e de vê-lo se esforçar para conseguir completar a relação sexual. A flauta não era mágica, o reencontro sim. A aparência da infância trazida para a idade adulta, a memória afetiva foi ativada.

Histórias mal resolvidas, o recalque que trago das mesquinharias da escola. Eu olhava para ele e tudo era bom e ruim ao mesmo tempo. Eu teria até me apaixonado se já não estivesse apaixonada pela minha própria imagem refletida no espelho d'água de Narciso. Quando eu o encontrei, eu já estava possuída pelo meu eu liquefeito em seus múltiplos reflexos. Eu já era *Persona Universal*.

AÇOUGUE DO SEXO

O Rio de Janeiro é acusado de ser o "açougue do sexo", porém em São Paulo as orgias são mais frequentes. Era muito comum sair com amigos para uma balada, todos os homens tomarem Viagra e socarem a noite inteira. Particularmente, não gosto de orgias regadas a cocaína. Não faço uso de nenhuma droga, acho que elas prejudicam minha percepção do sexo e de meu próprio corpo. Nas poucas vezes que tive essa oportunidade, senti que o clima não é de euforia e os homens têm muita dificuldade em manter a ereção. Fileiras de paus moles e as mulheres chupando as picas sem parar uma a uma. Um desenho com tonalidades deprimentes. Não curto.

Outra coisa desnecessária para mim é misturar dinheiro com sexo. Demonstração de poder é a forma mais antiga de excitação sexual, mas eu não tenho interesse nisso. Tenho amigos e amigas de todas as profissões, atrizes pornôs, garotas de programa, *lover boys*. Não se trata de questão moral. Eu faço apenas o que tenho vontade, sou absolutamente espontânea. Só ganhei presentes de meu marido e de algumas amigas.

Quem pensa que o Rio é liberal está redondamente enganado. Existe machismo à beça no Rio! As mulheres cariocas têm de provar o tempo inteiro que são "direitas". Uma visão constrangedora sobre o ser feminino, como se nós devêssemos girar em torno dos homens e de uma possível ameaça de "ficar pra titia".

Nenhuma mulher pode ter nuances nem personalidade distinta uma da outra? A padronização me incomoda, principalmente quando desejam que você também seja padronizado. A galera se infantiliza pelo apoio familiar e exige que façamos o mesmo.

Outra visão que me incomoda é a de que mulheres que estão na suruba estão lá apenas para satisfazer a vontade do marido. Acho que é muita submissão se deixar penetrar e tocar para agradar alguém. Lógico que deve acontecer. Em certa medida, agradamos a quem queremos agradar, mas acho um grau enorme de submissão fazer sexo por aí para dar permissão para o marido fazer o mesmo na esperança de que ele esteja sob controle. A minha intenção nunca é essa, só faço o que me deixa confortável. O sexo é para a gente. Não é para "agarrar homem".

Isso é o reflexo de uma dominação do corpo e da impossibilidade de uma mulher poder ter a personalidade que realmente corresponda à imagem que ela faz de si mesma. De que adianta ser livre se tudo em torno é machista? De que adianta ser interessante se não tem ninguém que possa distinguir que você é interessante? Eles gostam de rotular. Eles querem nos ensinar a sermos enquadradas. Tristes trópicos.

O PROFESSOR

Um comportamento muito próprio de Juan consistia em interromper o boquete para bater com o pau na minha cara, como quem recorre à palmatória, à guisa de advertência. Às vezes ele me lembrava Marlon Brando jovem, não tanto pela beleza, mas pelo estilo e atitude. Tesão era a mola propulsora dele. Sempre me acompanhava nas visitas ao nosso professor de literatura, que sofria com os dolorosos sintomas de uma grave doença degenerativa. O professor nos recebia na cadeira de rodas e, por vezes, tinha um amigo ao piano tocando algum clássico de Vinicius de Moraes. Algo que soava quase estereotipado, mas que me parecia perfeitamente adequado ao estilo das ruas do Alto Leblon.

Nós nos aventuramos a dar de presente ao nosso mestre um *striptease* que eu protagonizaria, enquanto Juan distrairia a senhorinha esposa dele. Uma algazarra desajeitada que resultou no nosso sumiço de lá.

O professor amava Shakespeare. Quando meu pai faleceu, eu me senti o próprio Hamlet, injustiçada, sozinha, louca e cheia, cheia, cheia de questionamentos existenciais. Penso que o nascimento, a sexualidade e a morte são as nossas maiores fontes de questionamentos sobre os mistérios de estar e de ser.

Juan buscava o gozo em tudo. Segundo ele, "toda ousadia será premiada!". A partir dessa certeza, ele transgredia até no modo de se vestir. Uma vez, na faculdade, chegou à sala de aula travestido de mulher, com uma saia minha rosa que já não me agradava e que eu passara adiante para ele usar em casa. Ele também era

Brando em *Viva Zapata!* Um revolucionário – era assim que gostava de ser visto.

Queríamos incomodar. Os travestis têm essa vantagem sobre as outras pessoas – eles são um panfleto vivo. Juan gostava de se travestir, mas não aplicara silicone, não era trans, mas sim bi. Formávamos um belo par, eu vestida de menino e ele de menina!

Sozinha com o professor, me lembro nitidamente das mãos trêmulas dele tentando percorrer o caminho entre as minhas pernas. A calcinha ficando molhada. Ele mal conseguia falar, mas entendeu que eu lhe dava um presente. Juan entrou no quarto, pois a mulher estava entretida preparando um café. De quatro eu me esmerava em chupar o pau murcho do professor enquanto o outro metia por trás. O velho fez cara de quem não aprovou a presença do Juan.

"Isso, gostosinha, chupa bem os colhões do vovô! Vamos foder bastante essa bocetinha!", comandava Juan. Gozou um na boceta e o outro na boca.

Eu e Juan sumimos depois disso. "Você não é mais uma pequeno-burguesa cheia de frescuras. Agora surge uma outra Nalini que inventamos juntos." Eu não conseguia organizar com precisão as circunvoluções do meu cérebro.

Montada na estradeira de Juan, agarrada à cintura dele, sentia-me como quem vai desmaiar de tanto medo de ser pega pela velha e levar aquele sermão.

Já me disseram que a mulher ficou desconfiada, mas nunca teve certeza do que acontecera no quarto. E, afinal, não acontecera nada. Depois desse episódio, cheguei a pensar que deveria me ater a buscas mais sutis, sem enfrentamentos maiores, sem querer ajudar ninguém. Buscas quase etéreas por musas imateriais. O corpo, o corpo. O corpo, essa matéria bruta que nos atormenta e nos faz insatisfeitos fetos envelhecidos.

PUTARIA ALEATÓRIA

O chuveirinho em minha xoxota aberta me proporcionou um imenso prazer depois de múltiplas penetrações, linguadas e dedadas. Mesmo em momentos de descanso num banheiro, flácidas picas anônimas vinham ao meu encontro. Meus olhos entreabertos colados nos pelos pubianos do cara.

Senti um incerto pau meia-bomba tentando ficar duro até perder a vez para outro pau durão que foi introduzido e devorado por minha vagina dentada. As bombeadas continuaram.

Uma roda se formou à minha volta, enquanto vários falos se ofereciam na escuridão do corredor. E assim, sucessivamente, uma legião de falos disponíveis se prestava a me servir como melhor me agradasse. Um círculo tocando bronha em torno da cena principal.

Eu mesma entregue à loucura e à devassidão, numa dança em que seios, bunda, rosto e olhos são tocados de forma desconexa. Cada parte merecia mais ou menos atenção de meus admiradores secretos. Um corpo tocado globalmente por mãos que saíam do vazio.

Cada genitália tem a sua graça! Ao me deparar com uma pica rugosa e cheia de veias, eu já me dispunha a envolvê-la com as mãos por inteiro. Uma pica mais molinha despertava uma atitude mais leve e infantilizada do tipo brincar com o pau jogando-o de um lado para o outro qual um artista circense. Numa pica massuda e grossa as mãos exercem pressão maior.

Os homens magros me parecem mais viris; os gordinhos me despertam atitudes engraçadas; musculosos desengonçados não têm molejo, então sempre prefiro que fiquem quietos e aceitem os meus movimentos; os barrigudos podem ou não ter molejo.

Recordo-me de uma outra ocasião em que peguei um obeso que usava respirador para dormir. Eu simplesmente não consegui ver a piroca do cara, pois estava imersa em muita gordura. Ele me fez gozar com um sexo oral. Queria continuar o nosso "caso". Eu, não. Sumi.

A despeito das diferenças, o pau é sempre um bicho estranho ao corpo. Tem vida própria. Cobra de um olho só. Ciclope. O pau é assustador e delicado. Desperta choque e sutileza.

Com quantos homens transei? Essa é uma pergunta que não sei responder. Devo considerar apenas os homens que me penetraram ou os que chupei ou me chuparam?

Ao longo da minha vida adulta, fiquei com uns 40 homens identificáveis, realmente não contabilizei, então não tenho certeza exata desse número. Desde casinhos, amigos, até colegas de faculdade. Lembro-me de seus primeiros nomes e rostos e, em alguns casos, também de suas profissões. Em relação aos outros, não faço a menor ideia de quem sejam. Encontros loucos proporcionados por Juan ou Guga. Não encaro isso de forma moralista. Acho natural. Todos da humanidade podem ser pessoas interessantes (desde que respeitem a humanidade e vontade do outro em relação aos limites dos toques, lógico).

Guga, às vezes, ficava desconfiado de que eu marcasse encontro com os caras que ele convocara sem a presença dele. Nós dois enganamos Liz fingindo que nossa associação só acontecia sob as vistas dela. Juan sempre foi liberal e liberado.

Essa festa foi na casa de Guga, organizada por Juan. Eu

me entreguei a um número grande de mãos e de cacetes. Assim que uma leva de pessoas ia embora chegavam mais convidados, como se fosse um rodízio de corpos sem rosto.

Um monte de sorrisos, olhos brilhantes, gritinhos e risadas dissociadas de seus eus. Uma porrada de gente nua.

Durante o resto da noite, nua em cima de uma mesa, eu chupava sem convicção quem se apresentasse. Masturbava dois paus ao mesmo tempo. Deitava no tampo de madeira maciça com as pernas bem abertas, esperava que alguém viesse comer minha boceta ou cu.

Andando pelo apartamento, via que as cenas não eram muito diferentes disso. Vários homens se revezavam com uma mulher na cozinha, e na sala a putaria era mais deitada: um corpo sobre outro corpo no tapete. A porta de entrada estava entreaberta para o caso de mais convidados chegarem.

As roupas de Juan estavam impecavelmente dobradas na mesinha de centro. Ele tomava a iniciativa do sexo grupal sempre e era o primeiro a tirar a roupa e guardá-las esticadinhas e de modo organizado.

Por vezes, o momento preliminar da suruba é enfastiante, com festinhas recheadas de longas conversas. Eu sempre quis encurtar essa embromação, mas nunca tinha coragem de sugerir. Achava engraçado quando, do nada, Juan ficava completamente nu e dobrava suas roupas meticulosamente, assim como fazia com as roupas dos outros convidados. De certa forma, essa iniciativa dele era tranquilizadora.

Um cara perdido em cima da tábua de passar deitada no chão parecia estar surfando enquanto lia um poema em voz alta: *"Love me, love my umbrella"*. Em seguida, protagonizava uma performance em cima da prancha, desviando de ondas e escapando do caldo. Ele delirava sozinho: "Me ame, ame meu guarda-chuva", e segurava o pau desnudo e flácido.

Vi o sol nascer enquanto todos dormiam e Guga metia numa moça recém-chegada do interior. O apartamento estava sujo de comes e bebes, camisinhas e calcinhas esquecidas num canto ou outro. Na sala tinha muita gente nua deitada sobre colchões no chão, no tapete e espalhada sobre o sofá. Imagens da noite anterior.

LESBOS

Uma suruba só de mulheres; Liz cismara que isso daria certo. Confesso que achei a experiência interessante. Uma pessoa por cima da outra, algo com movimentos mais sutis. Elas eram nossas amigas e nem todas eram sapatonas. Uma sequência de clitóris encostados em outros clitóris. Biquinhos duros, arrepios pelo corpo. Uma masturbação coletiva.

Uma delas se esforçava em me penetrar com os dedos, o que achei desconfortável, pois nunca me masturbo enfiando os dedos. Gosto de movimentos circulares no grelo e, dependendo do entusiasmo, aí sim um dedo ou outro enfiado só para aumentar a tensão. Quando acaricio uma boceta, ou num boquete, envolvo os ovos ou a vulva até as pernas como quem segura um peixe enlouquecido. Procuro sorver o animalzinho que desponta ou a tora que se ergue.

Na adolescência, senti um grande choque ao perceber que minha beleza não era apreciada como antes. Eu havia sido uma criança linda, com lindos cabelos negros e brilhantes. Uma beleza de comercial de televisão, diziam à minha mãe. Com o tempo e os hormônios da puberdade, fui tomada por espinhas em todo o rosto e já não era mais reconhecida como antes. Acho que, por isso, o lesbianismo veio como uma solução mais confortável naquela época. Uma decisão mais comportamental do que de fato fisicamente bem-sucedida.

Em nossas transas, Liz dizia: "Você é linda como uma estrela". Minha aparência sempre agradou mais às mulheres do que aos homens. A androginia de meu corpo não intimida as outras mulheres, é como se eu fosse eternamente criança.

Eu me diverti rolando por cima delas. Liz não gostou

dessa minha atitude infantil, disse que a homossexualidade tinha de ser levada a sério, era uma questão de posicionamento político. O meu comprometimento com a causa gay não era tão convicto ao ponto de disfarçar a mais forte impressão que tive: a de que colar velcro é cansativo demais. Na suruba de mulheres, mergulhei de boca no cuzinho de uma delas, estava com um leve cheiro de merda, mas eu sou assim: uma vez que ajoelhei... Lambi todo mundo. Minha coragem é o meu alimento. A noite nos envolvia na penumbra. Buraco negro total, puro êxtase me encontrar quase submersa por elas. Numa espécie de ensaio sobre a cegueira, submergi em um oceano de carne, cada uma de nós se diluindo em infinitas xotas.

L'ANARCHIE EST LA PLUS HAUTE EXPRESSION DE L'ORDRE

Os anos se passaram e eu me transformei muito. Foram mudanças radicais dentro de um mesmo pensamento. Uma mente sem fronteiras. Sempre fui tão cerebral, tão racional. O leitor pode estranhar essa afirmação vinda de alguém tão entregue ao sexo, uma atividade animalesca. Todavia não há nenhuma contradição. É bem simples: não tenho motivos para seguir limitações físicas com as quais não concordo e não sou criança para viver historinhas platônicas. Quanto mais me distancio do senso comum, mais me aproximo de quem sou. A massa nunca consegue realizar a relação sexual completa. Quem pode se orgulhar de ser macho o suficiente para fazer uma fêmea gozar com o pênis bombeando? Para isso é preciso estar ao lado de uma mulher adulta e não de uma menina.

São todos ridiculamente infantis em todos os níveis: intelectual, mental, moral, físico, amoroso. Não resisto ao meu ataque contundente. Mas é pelo bem comum no final das contas. Não morram sem saber o que é gozar junto com alguém!

De certa maneira, este livro traz com ele uma possibilidade de libertação maior ainda para mim. Assumir minha beleza particular. Eu lhes entrego flores! Como já diz o significado do meu nome: flor de lótus – nasci na lama, me alimentei na escuridão, na solidão de uma mente incompreendida e singular, mas, finalmente, quando consegui ultrapassar a barreira da água para a superfície, pude exibir toda a minha força espiritual.

A minha beleza é feia. Tudo em mim é feio. Minha beleza é feia, mas é sólida. A pureza e a beleza da flor de lótus são suas características mais marcantes, ela não se contamina com o ambiente e transforma sombra em luz de tão esplendorosa que é. Amaldiçoei meus pais por terem me dado esse nome. Achei um fardo pesado, gostaria de ser leve. Só que eu quero sempre mais. Não consigo resistir à minha própria natureza irada. Capricórnio com sol na casa de escorpião. Uma criatura gótica. Quem me dera saber escrever poemas. Uma mistura de Mefisto com filhote de cruz-credo. Essa sou eu. Nosferata. A soma de todos os meus erros fez-me esconder do sol e viver nas sombras do sexo, da interiorização máxima, da volta ao útero. Uma cobra mordendo o próprio rabo e engolindo a si mesma.

 Eternamente mergulhada no líquido uterino, um feto atormentado por números e letras. Eu, a pessoa mais caricatural, a mais suja, a mais repugnante, a mais saturnina, a mais negra, a mais maligna, a mais vil, a mais inadequada, apresento-lhes a minha beleza horrível.

LEMBRANÇAS DE AMSTERDÃ

A neve caía fina em Amsterdã quando eu e Guga resolvemos nos aventurar pelo bairro da Luz Vermelha, a zona de meretrício da cidade. Em um dos canais, entramos num clube que anunciava um show de sexo explícito que rolava lá dentro de modo bem profissional, sem maiores variações, o homem fortão comia a mulher por trás à moda dos pornôs clássicos, dando estocadas no mesmo ritmo ininterrupto, algo monótono.

Guga me ofereceu uma bolinha alucinógena, mas eu preferi comer um dos deliciosos pratos que imitavam a culinária indiana, um frango ao curry, algo inacreditavelmente oriental naquele contexto tão ocidental. Aliás, àquela época, recordo-me de ter encontrado, nessa mesma cidade, um grupo de indianos que me ofereceu bolinhas para embranquecer, uma moda que pegara na Europa para pessoas escuras, morenas e negras. Recusei a oferta, obviamente, pois, além de não concordar com a patrulha racista que assombra os países brancos, ser bronzeada no Rio é uma marca de beleza.

A bolinha de Guga já fazia efeito, pois ele mantinha os olhos extremamente estáticos, vidrados, quase dava para ver através da pupila dilatada, espelho de Alice. E ele, de fato, parecia um coelho branco subindo escadas e entrando num quarto negro com paredes vermelhas, e eu apenas obedecia aos seus comandos.

Quando estávamos nus, na posição papai e mamãe, de repente eu senti mãos que saíam magicamente do chão, como se o piso fosse feito de uma geleia gelada e espessa e nos envolvesse como um útero. A instalação era extremamente de bom gosto e não era tão complexa quanto parecia no momento. As mãos das profissionais com luvas negras nos acariciavam e nos proporcionavam sensações ainda mais intensas.

Não parecia uma simples relação sexual, era como se estivéssemos suspensos num espaço-tempo, diferente do planeta Terra. Não estávamos em viagem, não estávamos fora do Brasil, estávamos no Nirvana. Experimentamos a ausência de tudo. Outra transa igualmente intensa eu tive certa vez num barco em um dos canais, mas era verão e o clima ajudou bastante as pessoas a se desinibirem, e cada um se arranjou com o seu par numa parte da embarcação. A potência sexual fora tão extrapolada naquele dia com Guga que pensei ter atingido o campo das não sensações e do não pensamento, o vazio, o vácuo. Ele conduzia tudo de modo tão suave que mal parecia que estávamos tendo uma relação sexual. Ele se desligou do quarto e de mim num transe louco e diabólico, os olhos vermelhos de vidente, parecia um médium ou um profeta do Apocalipse. Eu mantinha os olhos nas paredes vermelhas do quarto, que compunham o tom dramático de um tango fora de sintonia, fora do tom e dançado por deuses dos flocos de neve.

DECIFRA-ME OU DEVORO-TE

Spleen et idéal. Spleen e ideal. Tédio e ideal. Eu poderia imitar Nietzsche no prólogo de "O Anticristo" e dizer: este livro é para pouquíssimos. Apenas o depois de amanhã é meu. Alguns nascem póstumos. Sou constrangida por toda a humanidade que é idiota e pela voz do senso comum. Passei a vida me chocando com todos os ambientes. Meus amigos filósofos me dizem que sou muito boazinha e que não deveria enxergar na literatura um diálogo com o leitor comum, deveria tornar o texto hermético para afastar as pessoas óbvias. Ou seja, eu me tornaria uma escritora para a elite intelectual.

Mas me pergunto o porquê de estar junto com essa galera nada a ver no mundo, nesse tempo determinado, nesse espaço, neste país, junto com esse monte de gente. Concluo que talvez seja necessária a pesquisa de uma gama de diferentes experiências, inclusive as ruins, para que um caminho possa ter nuances interessantes e que fortaleçam o nosso real propósito de vida.

Qual seria a graça se todos fossem interessantes? Você, que me critica, tem de se perguntar se realmente alcançou o nível de estar numa relação gozosa ao máximo. Quem não se entregou aos amores proibidos não viveu.

Você, que me critica, tem de se perguntar se já teve um orgasmo anal, se já teve um orgasmo vaginal (com o pênis bombeando). Antes de criticar qualquer pessoa, você tem de se perguntar se teria coragem de ter um caso proibido com uma mulher casada, com um homem gay, com alguém de outra raça ou de outra classe. Antes de me criticar, você tem de se fazer perguntas básicas.

Outras indagações que uns e outros poderiam se fazer são as seguintes: Qual a razão para você pensar que eu deva me igualar às outras mulheres? Por que eu deveria ter os mesmos propósitos de vida de você que compra geladeiras? Você me considera obscena? Pró-pederastia? A favor das putas? Você acha que eu deveria aprender a ver a "beleza" burguesa? Uma papagaiada empesteada com o perfume fétido da dissimulação? Devemos endeusar cenários tradicionais e ridículos?

Só o amor constrói, mas você ama a pessoa real ou as simulações e construções burguesas que a pessoa traz consigo? – esse é um enigma difícil de ser decifrado. Ou você ama a mentira de modo tão convicto que a verdade se tornou uma visão distante tal qual uma miragem?

É muito difícil negar as construções. Quem nós somos? A criança que nasceu pura ou quem nos tornamos por força da cultura e de nós mesmos? Será que não existe uma possibilidade de o amor vencer os preconceitos? Ninguém é inocente. E é por isso que o mundo está corrompido, porque não existe olhar inocente; se existisse, você se jogaria em muito mais aventuras do que se lançou.

Você prefere a Matrix, a pseudorrealidade sórdida e engomada das pessoas "de bem". Vocês são hipócritas ao extremo. Ou você vai querer mesmo que eu acredite que todo mundo só se apaixonou "perdidamente" aos 30 anos, quando, convenientemente, o casal já estava estabelecido economicamente e estava na hora de o relógio biológico da maternidade martelar?

Uma das leis totalitárias da natureza humana parece ser a de que uns devem se foder para que outros possam usufruir plenamente dos bens de consumo. Assim também acontece nos bens intelectuais; uns são desprovidos de oportunidades de conhecimento enquanto outros têm maiores possibilidades a partir de uma abertura de mente. Nem tudo é determinado pelo dinheiro. A classe média está sempre em pior situação, por exemplo. Eles têm medo de tudo. Sua moral é galgada no medo. A verdade é que a galera não tem grana para bancar um confronto geral contra a família, contra a sociedade e contra os vizinhos. Não há vida interior que justifique uma relação secreta que só exista entre duas pessoas e sem aprovação social. Todas as histórias deveriam contar com a nossa entrega. Se ficamos selecionando e elegendo pessoas para não ter problemas com a família e com valores que foram impostos como "bons", podemos perder a possibilidade de nos surpreender com relacionamentos reais. Porém, algumas pessoas são incapazes de criar seus próprios valores, agem como falsas crianças quando, na verdade, são adultos covardes.

CARTA AOS MEUS AMIGOS

Mantenho uma correspondência constante com dois amiguinhos: Ed e Guy. O primeiro sempre me envia matérias interessantes sobre temas sexuais, o segundo, sempre ouve minhas histórias absurdamente absurdas. Nossas conversas costumam ter variações. Por exemplo, ontem Guy me pediu para comprar fotos sensuais minhas que estavam na rede com tarjas de censura. Tenho o ensaio inteiro pronto e resolvi entrar na brincadeira dele. Um outro amigo, podólatra, havia me pedido fotos que priorizassem meus pés, mas Guy não gosta de pés, então o ensaio teria de ir por um caminho mais tradicional.

Ed também já me mostrou fotos suas; desde proezas sexuais em que só aparecem o pênis, os pelos e parte da vulva, até xanas gozadas, claro que sempre preservando a identidade das mulheres. São imagens lindas que só valorizam quem está nelas.

É complicado falar em privacidade ou domínio de imagem se você quer se ver imortalizado de alguma maneira na foto. Isso não deveria ter um peso ruim. Esse é um tabu que deveria acabar. Tantas pessoas foram perseguidas em nome de coisa nenhuma e de falso moralismo. Quem critica a nudez deve ter problemas sexuais graves. Evidentemente me coloco contra quem engana suas vítimas, para num momento oportuno expor a sexualidade e o rosto de quem estava inocente.

O hábito de ler ou de escrever sobre sacanagem se iguala ao hábito que tenho de contar para alguns selecionados sobre minhas aventuras sexuais. Nunca vi em tal hábito nada de errado ou antiético. Sei que algumas pessoas acham que comentar intimidades sexuais é deselegante. Eu estou cagando e andando. E penso que minhas homenagens por escrito aos meus amantes e aos momentos intensos que tivemos se tornam o motivo maior para minha investigação sensual em vez de expor propriamente suas vidas particulares. Além do que, muitos me garantiram que se sentem lisonjeados por serem dignos de uma imortalização artística através da minha caneta.

PELUDA

A minha boceta é cabeluda. Não sou de seguir modismos, não sou depilada. Atualmente as bocetas são depiladas por completo. Nunca fui fã da depilação com cera, prefiro retirar apenas o entorno e deixá-la num formato quadrado como aparece nos filmes antigos.

Recentemente, assisti ao filme *Os cafajestes*, e a bela cena com o nu frontal da Norma Bengell me fez refletir sobre como a moda no quesito "pelos" mudou. Ter ou não ter pentelhos? Eis a questão.

Esteticamente, essa nova moda ascética não me faz a cabeça. É mais uma forma de negação do corpo e das suas inconveniências. Mas não critico quem goste.

Um amigo me disse que cultivar pentelhos é coisa de fêmea alfa. Segundo ele, as peludas são mais poderosas, pois as mulheres que costumam deixar mais pelos são greludas e os pelos funcionam como uma proteção do clitóris avantajado. Como consequência dessa vantagem, disse ele, os homens ficam mais confiantes, e o sexo com mulheres peludas é mais visceral. Elas literalmente "prendem" o pau do cara com a mata atlântica. Os pelinhos agarram no pênis quando o sexo acaba, gerando certo desconforto prazeroso para o homem.

Ficam várias questoes no ar. Modismos à parte, eu prefiro ser animalesca e peluda, homenagem às musas da pornochanchada, afirmação do culto ao sexo selvagem, panfleto ambulante pela naturalidade, peluda e sem--vergonha. Agora, não sei afirmar se isso imprime poder, talvez o poder seja uma característica intrínseca que passa pelo olhar e pela atitude, e os pelos só confirmam a mensagem que existe em plano comportamental. A característica da fêmea alfa é se destacar. Ela é forte e tem iniciativa, busca crescer e não se acomoda nunca. O rebanho segue os machos e fêmeas alfa que têm personalidade dominante na natureza e grande poder de sedução. Alfa, a primeira letra do alfabeto grego.

Como uma boa superfêmea, eu jamais faria a mínima concessão a um artifício de sedução como a depilação, pois os alfas são superiores dentro da hierarquia dos animais. Eu não me esforçaria para demonstrar uma feminilidade palatável tirando meus pelos da vulva. Essa também é uma escolha que me satisfaz esteticamente. Como seria o quadro *A origem do mundo* de Gustave Courbet sem a peluda?

MÁSCARA (VESTÍGIOS DO DIA)

Cena 1
Alexandre apalpa docemente a minha bocetinha, escorregando suas mãos por trás e metendo a cabeça do pau de leve sem tentar penetrar. Aperto minhas costas contra ele. Uma espécie de proteção à nossa volta paira no ar. Suas mãos deslizam sobre o meu busto e meu púbis, ele me tira do sério. Escapo um instante dessas carícias, mesmo sabendo que o pau dele já está bem duro, não o deixo entrar na boceta sem antes chupá-lo, ainda que rapidamente.

Cena 2
Liz veio me buscar para irmos a uma suruba na casa que um astro de cinema internacional mantinha no Brasil para férias. Descubro que estou atrasada, trepando em pé com Alexandre, com a saia levantada nas costas, tomando cuidado para não desfazer minha maquiagem ou amassar minha roupa. Liz me espera na sala com outros amigos que estavam loucos para trepar ali mesmo com a gente.

Cena 3
Uma inquietação tomou conta de mim: será que chegaríamos à festa? Alexandre se afastou ajcitando a calça, e vejo que Liz se junta a nós e tira a roupa. Ringo, seu novo namorado, veio substituir Alexandre em cima de mim, enquanto o terceiro rapaz já chupava a moça que o acompanhava.

Cena 4
Ringo e Liz se acotovelavam perto de nós, passavam a mão livre sobre a parte superior do meu corpo. O corpo de Ringo

era muito diferente do de Alê. Ringo era maior, o tronco meio balofo, era desses que têm o corpo desconjuntado, que metem sem se deitar totalmente, se sustenta pelos braços. Era possível ver minha imagem na parede espelhada, o cabelo armado de laquê, a sombra escura contornando os olhos, as joias chacoalhando no ouvido, uma tigresa.

Cena 5
Alexandre tem uma pegada de homem mais confiante. Liz deu para ele de quatro no corredor que dava acesso ao quarto. Ringo se esticava todo em cima de mim e eu querendo não suar demais para não desfazer a *make*... O cara na sala urrava, parecia que estava sendo currado pela garota.

Cena 6
Depois que fizemos o rodízio e experimentamos todos, fomos para a festa que prometia mais rodízios, com atores estrangeiros e personalidades mundiais. Lá não foi diferente. Uma decoração excessivamente tropical dava um ar meio parecido com a Havana pré-revolução. Frutas frescas, potes com sobremesas, garçonetes vestidas de Carmen Miranda circulavam com bandejas de champanhe.

Cena 7
Novamente nos vimos na seguinte situação: todos experimentavam todos. No grupal de luxo, o astro mergulhava sua cabeça na minha xota, enquanto eu mesma chupava minha amiga, que era comida por meu marido, que era acompanhado pelo namorado dela, que nos chupava os seios, enquanto o casal que urrava dava uma bombeada, para nosso prazer de *voyeuristas*.

ÂNUS EM FLOR

Eu tinha combinado com Liz de fazermos uma viagem ao litoral paulista e chamarmos nossos amigos para uma festança na casa de praia da família de Alê. Ela insistiu em levar Guga, mas ele não podia ir, pois tinha de entregar a dissertação de mestrado na faculdade. Alê chegaria mais tarde, e nós resolveríamos tudo contratando uma equipe para organizar a orgia.

Foi a primeira vez que eu organizaria algo assim. Nunca estivera em minhas mãos o poder de ser a anfitriã desses encontros. Como esperado, a situação saiu um pouco do nosso controle. Juan apareceu lá pelas tantas com uma galera de Cabo Frio, e nós já estávamos deitadas exaustas por causa do calor que fazia.

Rolou de tudo; o ponto alto foi o trenzinho com Juan atrás de Akira, que vinha engatado num cara que vinha agarrado em outro que metia num quinto. Liz se esmerava em chupar uma dona que veio com eles. Eu mesma fiquei um pouco confusa e não me soltei muito, pois não estou acostumada a ser anfitriã.

Juntei-me às duas no trio lésbico. Nossas línguas encostavam no clitóris de Liz. Beijávamo-nos a três com os peitinhos roçando um no biquinho da outra. A mulher tinha uns 40 anos, bem gatona, cabelos cacheados e loucos tipo Glenn Close em *Atração Fatal*. A gente se entendeu legal.

O trenzinho veio encaixado até a gente, e Alexandre chegou para continuar a fodelância.

Dessa vez meu marido ficou de *voyeur*, só assistindo e se deliciando, com o pau duro se masturbando quando dava vontade. Os meninos fizeram uma roda em torno de nós três, e mais homens foram se juntando. Como sempre, amigo do amigo do amigo. Mas, apesar disso, essa orgia foi mais intimista. Tinha menos gente que o habitual.

A certa altura, corremos todos nus na direção do mar, bem pertinho do quintal. A casa fica bem na beirinha da praia, que é quase deserta, só tem um vigia que fica longe de onde estávamos, por isso não havia risco de sermos pegos. Na escuridão ninguém veria nada, a privacidade estava garantida.

Mergulhos no mar, beijos na noite, risadas, música ao longe, seios de fora, paus que ainda queriam dar mais umas bombeadas. Tudo adquiriu uma conotação de cinema. Mas esse é o nosso esporte radical e mais socadas vieram na areia.

Dei de quatro em cima da canga para Alexandre, que se juntara a nós. Juan também deu a bunda para um amigo deles do Rio. A dona Glenn Close deu pro Akira, enquanto Liz sumiu na casa. Havia uns amigos na varanda a nos observar.

"Hoje a putaria é só para dar o cu, galera!" – Juan gritou para o povo da varanda, ao que Akira retrucou de longe: "Eu sou alpinista, só o cume interessa". Gargalhada geral. "Saímos da chupação de piroca para a começão de cu." – Juan sentenciou. Não satisfeito, continuou o discurso: "Tinha que ter uma câmera aqui para a gente ensinar a burguesia a transar direito. Não há gozada maior pro homem do que dar o cu, a próstata é o ponto G masculino. Dar o cu é fácil. Fica esse bando de franguinhos que não sabem abrir a bunda e se fode perdendo as pregas quando se arriscam a dar. Eu vou ensinar a vocês como se faz. Primeiro, como já disse um escritor famoso, pau pra cu tem de estar tinindo. Ninguém merece meia-bomba no rabo; segundo, vamos relaxar esse esfíncter.

Vocês têm de abrir bem o ânus em flor, que é pro cara meter um gelzinho ou vaselina ou, pelo menos, uma boa cuspida que uma lubrificada sempre ajuda".

Akira ainda trouxe um celular para filmar a cena, mas já era tarde. Juan, olhando para a câmera de costas e rebolativo como quem se oferece, anunciou: "Agora já era. Acabou a aula. Vou dar o meu desinibido cu".

A BRUXA

Não sei bem o porquê, mas meus amigos sempre viram em mim uma mística mais do que uma materialista. Ser ligada às coisas do espírito me agrada. Mas nunca acreditei numa oposição das vontades do corpo e das vontades do espírito. Essa é mais uma dicotomia que só favorece a covardia dos que não assumem seus tesões e justificam o sentimento de culpa, dizendo que a carne é fraca e que se arrependeram etc. e tal. É mais uma dicotomia feita para justificar o machismo, que faz com que os homens rejeitem as "devassas" por quem a carne "sente tesão", para casarem com as "moças de família" por quem em tese o espírito "de fato ama". É um ciclo vicioso de sexo, arrependimento, sexo, arrependimento.

Já repararam que todo mundo só "ama" quem é conveniente socialmente? Vejam bem: eu não disse que amam quem é rico. Às vezes, pega mal amar um rico, então a galera se diz "ética" por ficar no *apartheid* da própria classe. Os iguais só ficam entre os iguais.

A minha amiga bruxa costumava compartilhar todas essas opiniões comigo em bate-papos rumo ao castelo que construíra e onde vivia em isolamento. Os rituais que fazia em sua mansão no interior de São Paulo despertavam minha curiosidade mais pelo segredo que os envolvia, uma homenagem ao filme *De olhos bem fechados*, me dissera uma vez.

Sexo e religião são faces de uma mesma moeda, o gozo, o encontro com o indizível, Deus. Abracei o convite que me fizera e fui me encontrar com ela no aeroclube da Barra, de lá partiríamos para Campos do Jordão.

As histórias sobre orgias religiosas são parte da mística

que nos atrai e assusta. Tramas internacionais, histórias semelhantes às de espionagem nos vêm à mente, mas ela tratava tudo com naturalidade. "O derramamento de sêmen é algo que pode gerar muito poder para quem recebe essa fortuna", ela dizia. Eu me recordei que sob a recomendação dela já havia feito *golden shower* no meu marido, que não apreciara muito a chuva de xixi. Ela disse que era bom para "marcar território".

Na entrada da mansão, seguranças com cães falavam em microfones acoplados ao rosto. A multidão de carros em fila me intimidou. A arquitetura e o paisagismo do espaço aberto combinavam com a paisagem, que incluía arbustos formando um labirinto e araucárias fechando a visão de quem estivesse do lado de fora.

Os convidados estavam vestidos elegantemente com capas negras de cetim (não usavam máscaras). Logo fui instruída a também tirar minha roupa e vestir uma capa. Entoaram uma série de cânticos, evocaram as forças da natureza.

Tudo aos meus olhos céticos era parte de um teatro preliminar antes da orgia. Um fetiche, uma fantasia. Mas, apesar dessa visão crítica, achei o maior barato, uma sensação aristocrática de fazer sexo e ter garçons nos servindo quando queríamos mais champanhe. Deviam estar de pau duro a nos observar. Uma delícia ser vista em pleno gozo, e todos continuarem fazendo a mesma cara *blasé*.

Nessa e em outras orgias, alguns homens se contentam em simplesmente gozar em partes do corpo como entre os seios.

Estimulava vários homens ao mesmo tempo. Abria bem as pernas para excitá-los. Filetes de leite secavam na ponta dos meus cabelos. Às vezes, eu mesma relaxava e ficava só olhando o entorno. Os quadros na parede, as mulheres com suas jubas cobrindo o rosto. Uns e outros tentaram me tocar, mas eu recusei. Depois, na biblioteca, dois homens me comeram. Enquanto um deles me comia, o outro ficava sentado na poltrona nos observando, sob a luz de um candelabro belíssimo de cristal cuja luminosidade destacava das sombras alguns clássicos da literatura na estante. Dentre eles emergiu *Assim falou Zaratustra*. A anfitriã tinha inúmeras obras de arte nas paredes, esculturas com homens enrabando animais. A orgia viva talvez fosse mais um quadro ultrajante. Para mim, lembrava uma obra de arte milenar tal qual o *Kama Sutra*. Como eu havia me preparado para o frio da região, continuei com minhas botas de montaria mesmo com o resto do corpo nu. Na casa da minha amiga bruxa tinha um pequeno haras, e ela me garantiu que, no dia seguinte, as cavalgadas continuariam.

MITO

"Expulsar de si o que há de mais importante. Quem escreve é alguém que se esvazia. Os escritores são seres humilhantes. Quando não têm mais o que escrever, deixam de ser."
Cioran

Começo essa reflexão com a citação do filósofo Emil Cioran, para me lembrar de que o fato de ter me tornado escritora me leva ao destino inexorável de me tornar uma pessoa altamente constrangedora para os outros.

O sentimento de inadequação permeia toda a minha trajetória. Hoje, essa mesma inadequação me fortalece, mas durante boa parte da minha vida, quando não estava tomando um sermão, estava me recolhendo e mudando o tempo inteiro de vizinhança até finalmente me excluir de quem estivesse conectado com uma vida que eu julgasse menor.

O que é ser menor? Ser menor é desconhecer suas próprias possibilidades. Poucas pessoas podem realmente andar de cabeça erguida. Pouquíssimas saíram da norma para buscar desenvolvimento real de gente grande. Cerimônias, danças, orações e sacrifícios fazem parte dos ritos de passagem de todos os heróis.

Akira me disse que ia escrever a tese "Nalini Narayan e a formação de um ícone" para apresentar sua visão da história e do feminismo atual. O que acontece com algumas correntes do feminismo é que certas brincadeiras soam como uma busca induzida, como se existisse uma única busca correta dentro da feminilidade. Não rejeito o feminismo, acho importante existir uma força esclarecedora sobre violência e objetificação. Mas essas questões se tornam mais complicadas quando entramos no seio familiar, que costuma ser a maior fonte de violência e objetificação das mulheres. O feminino se acostuma a ser coadjuvante.

INSACIÁVEL

Na suruba de ontem rolou um episódio muito interessante. Homens e mulheres deram as mãos e fizeram uma roda à minha volta. Não tenho certeza se isso era algum tipo de ritual. Mas foi algo inesperado até para alguém como eu, que já vi de tudo nas festas.

Fui para a mansão de uma amiga de meu cabeleireiro que é *promoter* de eventos, inclusive de bacanais. São as chamadas "festas liberais", com muita gente bonita, champanhe, DJs internacionais, bandas do momento, atores famosos, personalidades.

Nós fomos com o namorado dele, que é do meio artístico e sempre recebe esse tipo de convite. Chegando ao local, tinha um monte de gente se amontoando na entrada e uma mulher, reconhecendo o meu amigo e o namorado, nos chamou e fomos conduzidos para uma outra entrada mais discreta.

No salão de festas, uma música eletrônica tomava o ambiente. A tal amiga *promoter* veio ter conosco. Uma mulher de mais ou menos 30 anos, linda, cabelos descoloridos ao estilo Marilyn Monroe, maquiagem bem pesada, muitas joias e um perfume maravilhoso. Ela usava Chanel número 5.

É impressionante como os cheiros são um algo a mais na questão da excitação sexual. Eu mesma costumava roubar gotas de Chanel 5 da minha mãe quando criança. Esse cheiro passou a representar para mim certo ludismo. A sexualidade que eu tinha na infância se manifestava de modo claro e eu me sentia quase uma mulher fatal, com trejeitos e jeitos de moça charmosa. No final da adolescência busquei outras formas de ser e, assim como mudei o meu modo de vestir, mudei também de perfume e passei a adotar os masculinos. Eu era toda coerente na minha busca por integridade. Então o perfume se misturava à minha pele e eu exalava um cheiro de rapaz imberbe.

Naquela noite, só a *promoter* me interessou com seu estilo suntuoso de ser. Seguiu-se uma série de beijos com ela num corredor vermelho chiquérrimo no estilo japonês, com espelhos retos dourados e decoração minimalista.

Em São Paulo o luxo é regra, mas é certo que eles sabem ser elegantemente discretos, ainda mais quando o estilo do local busca orientalidade. No Rio, quase não vemos orientais como em Sampa, então o estilo dos apartamentos é muito despojado, com grandes espaços abertos.

Um beijo lânguido sob a luz do luar que entrava pelo teto de vidro da área reservada para convidados vips. Lá estava eu de mãos dadas com a loira fatal. No momento seguinte estávamos nuas tomando banho de banheira enquanto a suruba acontecia, e nossos amigos gays deviam ter ficado na pista de dança ou em algum recanto da casa.

O sexo sempre foi encarado por mim como natural, uma atividade como qualquer outra: andar, sentar, deitar. Cada uma dessas atividades se fragmentava sem um sentido maior, então do mesmo jeito o sexo, à medida que vamos naturalizando, passa a não ter uma dimensão de proibição, mas de abertura para um estar no mundo sem fronteiras.

Talvez eu tenha cultivado grandes expectativas em relação a mim mesma e aos outros. Uma noção de liberdade da década de 1960 se prendeu, se fixou tanto em mim que jamais pude esquecer os movimentos que nem presenciei. Quais são as repercussões do pensamento de uma época?

Quais são as ressonâncias que tais ideais terão nas gerações futuras? Eu me vi como parte de um momento histórico específico e fora do nosso país. Dentro do Brasil encontrei alguns nichos de liberdade, mas sempre cercada de homens gays. A heterossexualidade do país é uma baixaria de quinta categoria, com mulheres lutando por homens ridículos e cheios de poder. Um poderzinho que só se sustenta numa realidade avacalhada e latino-americana ultramachista.

Sensação de arrepio pelo corpo. Duas fêmeas a brincar com as espumas de uma banheira magnificamente localizada num espaço secreto dentro da própria orgia. Adoro tudo que é exclusivo. Estou misturada a todos e não estou misturada com ninguém.

Sorrisos genialmente brancos como só os sorrisos vitoriosos são. Ela representava a elite de São Paulo na sua manifestação mais pura. No meio de uma putaria generalizada, nós duas nos conhecíamos melhor dentro da banheira. Dedinhos que investigavam a bocetinha uma da outra.

Essa história me lembra outro episódio que vivi com uma perua de São Paulo dentro do provador de uma loja chique na Oscar Freire. Estávamos só nós duas e eu me vi ajudando a dona a vestir o complicado vestido sereia dentro da cabine. Minhas mãos percorreram docemente entre o decote e os seios siliconados dela. Os bicos ficaram duros, mas ela manteve a pose. Entre uma prova e outra, lá estava eu a dar uma ajudinha passando de leve os dedos suavemente nos biquinhos duros dela.

Outra história interessante nessas mesmas linhas *lesbian* foi sobre minhas conquistas de adolescência. Era um tal de xana com xana, esfrega-esfrega, dedinhos no corpo inteiro, mãos que passeavam delicadamente quase sem encostar na pele da outra. Com os homens também o meu contato começou com masturbações mútuas, mãos masculinas a brincar no meu clitóris, dedinhos que dedilhavam algumas notas de piano no relevo que leva à vulva. Até que resolvi que queria experimentar o pênis que se apresentava como uma tora mágica, uma cobra sensual olhando para a minha cara.

Lá fui eu por cima do rapaz num vem e vai traumatizante, mas a vontade de saber era maior, a vontade de ser mulher era maior, a vontade de gozar com aquela ferramenta era maior. Demorou um tanto até que consegui me entregar mais à vontade e gozei entre dores e bombeadas.

Quando nos atiramos no sexo, a possibilidade de ter um orgasmo é maior do que se encontrarmos um homem e ficarmos cheias de receio e de condições. Para que exista um real crescimento da nossa parte sexual, inclusive de nossos órgãos, é preciso buscar gozar de várias maneiras e em várias posições. Não é transar por transar. É de fato encontrar homens que não sejam machistas, mas abertos a uma busca a dois. Para encontrar homens libertos é necessário que nós, mulheres, não tenhamos um desejo machista.

Conheci muita mãe de família que nunca gozou pela penetração e se deixa penetrar só para agradar ao marido. Uma dessas mulheres frequentava surubas comigo, devia estar em busca de algo que ela não conhecia. Quando uma mulher dessas atinge o orgasmo com outro homem é aquele auê na tradicional família brasileira, separações se seguem e a família nem sabe por que o casal se separou. Foi porque a mulher teve o primeiro orgasmo com outro homem.

Muitas que vão parar na suruba têm exatamente esse

motivo. Não gozam pela penetração nunca, são casadas com homens mal desenvolvidos que já acham que por fazerem um sexo oral já podem simplesmente penetrar para ejacular. São pessoas sem vigor físico e que não se educaram para gozar juntinho. Há outros homens que são verdadeiros robocops, caras malhados de academia, mas que não têm malemolência nem jeito na hora da penetração. Eu mesma já peguei um que era tão ruinzinho que nem na hora em que eu tocava meu próprio clitóris dando para ele de quatro, o cara bombeava gostosamente. Aliás, é importante deixar claro que dá para ter orgasmo de quatro sem tocar no clitóris, basta que o homem toque você fundo com a piroca no ponto certo que você terá condições de atingir o gozo. Ele tem de bombear gostoso e num ritmo que se iguale ao seu. Para isso vocês têm de ser saudáveis e audaciosos.

Pode parecer cruel, mas é muito ruim estar com homens inseguros. As mulheres que não têm orgasmo são diferentes das que têm. As mulheres que não gozam estão sempre à mercê das vontades do homem, elas sempre se submetem a homens que, quando olhamos de fora, não passam de homens ridículos.

Mesmo as que têm orgasmo podem se submeter, mas a autoestima dessas mulheres é maior e elas têm grande possibilidade de se recuperar de baques emocionais. Obviamente, no meu caso, eu busquei conscientemente praticar atos em conjunto e com meus companheiros que facilitassem o meu acesso ao gozo pleno, pelo sexo oral, pela penetração, pelo ânus, por trás, de frente, de lado. Cerquei-me de pessoas alegres e abertas.

O meio da filosofia e das letras nesse ponto é muito

mais livre do que os espaços populares, os burgueses e os de elite. Por entender que qualquer pessoa merece respeito, nos jogamos mais em aventuras e no sexo de modo mais curioso. Nem todo intelectual é liberal, mas os que conheci tinham mais abertura mental e menos julgamento de valor em relação ao sexo livre.

UM PAU CONTRA OUTRO

Outra coisa que observei nas orgias é o fato de alguns homens se sentirem intimidados pela virilidade do outro e brocharem de tal forma que fica constrangedor, pois o garanhão acaba por monopolizar a atenção de todas as mulheres. Mesmo que uma ou outra seja boazinha e tente reanimar o sujeito, é difícil resistir a uma fila em que tem um machão disponível para o que der e vier.

Já vi muitos homens se arrependerem ao ir à suruba, sentindo-se tímidos diante da masculinidade de outro cara mais potente. A maioria acha que vai se dar bem e pegar muitas mulheres, mas a realidade nem sempre corresponde à imagem idealizada.

Uma das ocasiões em que vi isso acontecer foi em São Paulo, com um ator de TV que queria se mostrar moderninho para o grupo, mas, quando chegou ao motel, não segurou a onda e brochou. Eu e uma amiga ainda tentamos ajudar, mergulhamos na banheira com ele. Jogamos bastante líquido para fazer espuma. Mergulhamos na água quentinha. Brincamos um pouquinho. Ensaiamos um lance a três, mas nada de o moço se sentir bem. Isso foi bom para ele, que deixou a vaidade de lado e viu que era mais travado do que imaginava. Ninguém deve ser forçado a nada.

Agora, claro, o inevitável aconteceu. Acabamos por desistir da tarefa de reanimá-lo e gozamos gostoso com o garanhão. Acho até que o gozo foi potencializado pela impotência estarrecida do arrogante galã.

FESTA DOS 300

Um grande sucesso é feito de uma considerável quantidade de pequenas circunstâncias desfavoráveis que, somadas, formam o conjunto de uma obra sólida. O fato é que não me interessam ações de manada. Não quero me parecer com ninguém nem lembrar outra pessoa. Um sentimento de originalidade me tomou por completo, como se ser original fosse possível. Somos fruto de uma soma de ocasiões e heranças genéticas avassaladoras e insuspeitas.

Alguém pode me perguntar: "O que você sente quando faz orgia?". Eu responderia que é da mesma maneira com que trato de qualquer outra questão fora desse âmbito. Sou uma pessoa entregue e que está confortável dentro da própria *persona*. É mais fácil o mundo inteiro se ajustar ao meu modo de ser do que eu me camuflar nas beiradas da vida. Abro as portas com a leveza e a pureza dos que não negaram a si mesmos.

A orgia de ontem foi um *gangbang* que combinamos pelo WhatsApp. Eu, Fab, Vinny, Cris, Snoopy e Jean. Os únicos que eu conhecia eram Fab e Jean. Os outros, eu conheci conversando com o grupo, mas acho que poderia ter sido mais interessante sem esse contato anterior ao momento do encontro.

Na hora, os rapazes estavam nervosos e disfarçavam com bebidas e comidinhas. Eu não costumo beber, então apenas aguardei o sinal para que déssemos início ao sexo. Estar cercada de homens semiconhecidos me intimidou mais do que se eu nunca os tivesse visto.

Toques delicados no meu ombro, um passeou as mãos suavemente por dentro das minhas pernas desnudas. Outro chegou por trás no sofá e começou por beijar minha nuca. Outro ainda se demorou mais nos meus pés, uma delícia. Chupava o dedão, fazia cócegas na sola. Meu corpo já estava todo arrepiado, a bocetinha ficando molhada. Muitos beijos e línguas na orelha e na nuca. Eles conduziam tudo com calma. Um deles se esmerou numa deliciosa massagem nos meus pés e disse entender de sexo tântrico e hiperorgasmo. Contou-me que me levaria para um ambiente *zen* com música oriental instrumental, e que nesse espaço nós viajaríamos juntos. Fiz que sim com a cabeça, sabendo que não sairia com ele, mas o moço era bem talentoso com as mãos.

O sexo com Alexandre se torna mais intenso depois de um dia como esse. Na verdade, tudo se torna mais intenso. Toda a realidade se torna mais nítida e adquire cores mais berrantes. O próprio Alexandre, quando quer mais controle sobre mim, começa a detonar o Juan e a galerinha, dizendo que são emocionalmente carentes ou que querem zoar por zoar. De fato, eu busquei uma gama de emoções diversas numa espécie de ânsia por novidades para meus relatos particulares, para meu marido. Eu, uma Sherazade disfarçada, contando a cada dia uma história para ser mais interessante para meu amado. Para meus amados?

Senti-me como num quadro cuja moldura pintada de dourado não nos dá pista de que o conteúdo seja profano. A gente nunca espera isso de uma moldura barroca. O movimento lento deles era absolutamente encantador, como o dançar da naja ao som do flautista indiano. Hipnóticos.

Fab tirou a roupa. Sempre tem um que dá início ao ritual. E, de repente, o primeiro pau se ajustou na minha boca, o segundo deslizou pela entrada da boceta, o terceiro dava leves batidinhas com os dedos no meu clitóris, o quarto chicoteava com a rola ereta a minha bunda, o quinto, eu segurava com as mãos.

No revezamento, quando um saía da boceta, já se insinuava para a minha boca, e o próximo tomava a vez do anterior. Às vezes, eu encostava um pouquinho o clitóris na penugem de um deles concentrado na meteção de leve. Esse encontro foi bem conduzido. Minhas mãos batiam punheta para dois paus ao mesmo tempo, intercalando minha boca na cabeça de um e do outro. Tentamos dupla penetração, mas acho que ficou desconfortável e confuso, então desistimos disso. A curtição já estava danada de boa com rodízio de paus na boceta, boca e mãos.

Fab tem um pau grosso e com muitas veias. Jean, um pau enorme que nem sei como coube em mim. Dois tinham paus normais, sem nada que se destacasse. E o último tinha um pau torto que era bem gostoso nos seus movimentos, alcançava pontos internos da vagina quando a gente estava de quatro.

Deixamos o som alto, os paus encostavam em mim de leve mesmo quando estávamos dormindo enroscados. Eles me apertavam gostosamente. A mistura das nossas peles e cheiros de camisinha com os perfumes suaves me embalavam. A soma de todas as somas dava seis.

Na escuridão da sala eu ainda conseguia ver o piano de cauda que servia como base para posições sexuais menos ortodoxas, uma nota ou outra era tocada pelo contato dos joelhos nas teclas do instrumento.

Lá fora, o gigantesco campo de golfe era palco de uma chuva torrencial que de vez em quando entrava pelos vidros abertos das varandas. Eu e Alê nos revezávamos sobre o tapete, entre uma convidada e outra que já se oferecia de quatro mostrando a bunda.

Um homem me agarrou por trás e lá estava eu também de quatro levando estocadas fortes, olhando enciumada para Alê e a outra mulher. E, de repente, toda a ação é interrompida por mim, que me esgoelo e chuto as costas e a bunda de Alê já comendo a dona. Ele me agarra pelas nádegas, me fazendo voltar à realidade. A ação continua do ponto em que partimos. A mulher geme, mas estou dedicada ao exercício do sexo com nosso amigo que se esmera no sexo oral.

Novas estocadas, novos não rostos, novas não identidades, numa festa para trezentos convidados espalhados pela casa. Alguns se alojaram na casa do caseiro, outros na estufa, outros ainda mergulharam na piscina interna aquecida.

Nós não queremos compromisso com nada que não seja o puro prazer. Buscamos o essencial para alimentar nossos espíritos inquietos. O instrumental da dor e da delícia que cada um sente, o ciúme é uma erva daninha que, quando podada a tempo, não se alastra.

VAN GOGH

Campo de trigo com corvos, de Van Gogh, exposto no Van Gogh Museum, em Amsterdã, foi uma obra que me impressionou pela sua semelhança com o quadro de Goya, *El sueño de la razón produce monstruos*. Um espectro ameaçador ronda a todos nós, o espectro da loucura.

Ingenuamente, considerava o amarelo em Van Gogh um sinal de alegria, uma alegria tão extrema que beirava a alienação. Mas longe de representar certo autismo de espírito e uma impossibilidade de relação com a alteridade, o amarelo de Van Gogh no campo de trigo passa desespero. Uma interpretação tão perturbadora quanto amargurada.

Em Goya, o desespero vem da entrega aos delírios com os quais um mundo desprovido de racionalidade pode nos confrontar. O campo de trigo é ameaçado por corvos sinistros que voam sobre a plantação, fruto do trabalho em conjunto do homem, lavrador da terra, semeador de sonhos. Os corvos seriam um anúncio de morte, talvez.

Os sonhos vêm do entorpecimento, seja de um dia exausto, seja de uma vontade voluntária de alienação e fuga da realidade. Toda lucidez é ácida. O sexo traz essa mesma sensação de exaustão que nos proporciona uma bela noite de sono e nos faz esquecer o sentido e a falta de sentido da vida.

Cada um cria para si a ficção que melhor lhe convém. Geralmente os sonhos envolvem um grande amor, uma grande história pessoal, realizações da alma, profissionais, ou simplesmente gastam dinheiro (caso se tenha).

A orelha cortada de Van Gogh passou a ser um símbolo

de todas as tristezas que queremos expurgar e das quais não conseguimos nos livrar, pois elas estão entranhadas na alma. As tristezas de um artista que nunca foi reconhecido, um homem que existiu para que outro tempo lhe fizesse justiça, um ícone que reverenciamos como os ícones religiosos: Ele morreu para nos salvar. E, na morte, Ele renasce para a vida eterna. Ele vive em nossas memórias, como aquele amigo nerd ou aquela amiga gorda que nunca reconhecemos em sua beleza. Por que somos tão injustos? Todos os vencedores são justamente os canalhas que abominamos e todas as pessoas superficiais são as pessoas de sucesso.

Quaisquer pensamentos e comportamentos fora do rebanho, fora da norma social, são imediatamente classificados como dissonantes, portanto perigosos e consequentemente doentios. O sistema inteiro funciona para se validar. A lógica do trabalho e da produção é a única lei. Até dentro das famílias, quem tem mais dinheiro é mais respeitado.

Os valores da manada nunca me fizeram a cabeça, e se em algum momento endeusei o dinheiro, foi por me proporcionar a possibilidade de me isolar da classe média. Meus secretos ataques de violência posteriores, semelhantes aos de Van Gogh e de outros artistas incompreendidos, sempre me cansaram e me dilaceraram o coração.

Como não lembrar também de outra homenagem linda que Van Gogh recebeu no filme *Sonhos*, de Akira Kurosawa? A pintura dos corvos é uma das últimas de Van Gogh e costuma ser associada ao seu suicídio. Um tiro no peito.

Não há salvação. Não há qualquer remédio para o irremediável. Nada nos fará justiça contra a tremenda injustiça de termos nascido. Não há nenhum alento, não há onde se apoiar. Nem a religião salvou Van Gogh. Aliás, a religião mais separa do que une.

Os ataques de fúria que alguns artistas sofrem podem ser classificados como mais uma manifestação de insatisfação e de impossibilidade de adequação. O rebanho tem muito medo, medo de se destacar e fazer algo errado. Por isso tantas pessoas não gozam. Não imaginam outras possibilidades além das que a própria vida oferece. Talvez eu tenha encarado a vida como um problema matemático cuja solução estivesse ao alcance somente daqueles que demonstram habilidade e criatividade na finalização da equação.

Como resolver um problema cujas regras são desconhecidas e cuja vitória não é necessariamente a que esperamos?

REMBRANDT

Criando uma ponte de temas sórdidos que outro pintor holandês abordou, temos o quadro *O boi esfolado*, exposto no Louvre, em Paris. Essa pintura perturbadora foca na imagem do boi completamente aberto num açougue, com as patas amarradas ao alto numa referência clara ao Cristo crucificado. O sacrifício da manada assexuada a leva ao seu último fim de gado de corte. Uma vida idiota. A massa gordurosa enche a tela à maneira de uma natureza-morta. O vigor estético dessa imagem nos proporciona um prazer quase constrangedor, pornográfico, sadomasoquista. As pinceladas de vermelho dão um toque a mais de veracidade ao sofrimento do animal sangrando e subvertem toda a lógica de quem vê na pintura uma possibilidade artística burguesa, um adorno para enfeitar a sala de estar.

A luminosidade dessa obra brilhante é justamente trazer à tona uma realidade vomitante. Os nossos olhos iludidos sempre preferem a estilização da realidade, o véu do enfeite. Mas não há nada que suavize a falta de glamour da morte, da finitude, do fim. Essa é a beleza atordoante desse quadro revelador da incapacidade do homem em lidar com a crueldade da existência.

FLEURS DU MAL

Uns amigos me convidaram para assistir a um vídeo sobre coprofagia, pessoas ingerindo fezes. Duas garotas gostosas se excitavam e jogavam charme uma para a outra, aos poucos tiravam a roupa e jogavam pedaços do sorvete que estavam degustando. Sorvete de chocolate. O espectador demora a se tocar qual o verdadeiro composto do tal sorvete, até que uma delas caga, e o conteúdo é depositado no copo da outra. As duas terminam a cena comendo cocô.

Eu quase vomitei, mas sou péssima para vomitar, então tive algum embrulho no estômago e levei tudo para a brincadeira, imaginando que tinha sido truque ou jogo de câmera. Dali eles tiveram a ideia de uma orgia só de fezes, em que nos misturaríamos com nossos excrementos. Já tinha visto muitas coisas, isso nunca.

Como eles insistiram no assunto, peguei um monte de vídeos na internet para entender melhor esse universo. Para meu espanto, conheci uma prática em que homens passam fezes na boceta das mulheres e em seguida metem. Isso me pareceu um cenário doentio. Um cenário sinistramente elaborado para ser bizarro.

Algo que já tinha acontecido comigo num momento de empolgação foi alguém meter no meu cu e depois direto na minha boceta, o que gerara problemas e doenças na dita cuja. Não faria mais nada na euforia. Uma boceta com cheiro de boceta às vezes gera choque em alguns homens, imagine uma boceta em tratamento... Quando o homem é viril, ele não vê problema em meter numa boceta esquisita, gozada ou menstruada. Sorver uma boceta menstruada também é para poucos machões, Alexandre o fez. Muitos confiaram em mim, o que me fez sentir lisonjeada com tal gesto. Eu mesma já chupei um pau seboso e não reclamei. Certa vez chupei um com cheiro de resto de porra, em outra ocasião um com cheiro de sujo. Restos de xixi também fazem parte da vida. Não curto homens aburguesados e cheios de frescura. Uma vez saí com um que analisava o cu de todas para ver se estava limpo. Obviamente desisti de dar para ele ao saber disso, avisada por uma amiga. Não estou aberta a ser analisada. Apareço do jeito que bem entender. Não é uma atitude agressiva, é uma atitude natural. Detesto me sentir "candidata a namorada". Sou quem eu sou e quem quiser que me acompanhe.

Os homens não têm tanta consideração com as mulheres. Muitos nem tomam banho. Por que eu deveria me preocupar com uma possível crítica deles? Essa mania ascética me incomoda. Curto transar com um cara cujo cu é fedido. Não posso revelar o nome, mas ele é um músico bem famoso e acho que não se limpa direito. Eu achei essa idiossincrasia interessante.

Outros hábitos também me encantam, como o arroto. Eu mesma não arroto de forma sonora, mas não resisto a um troglodita que arrote alto e em bom som. Acho um sinal de masculinidade e virilidade. O legal de ser homem é justamente não se preocupar com a norma social. Já quando se é mulher, ter esse desprendimento da etiqueta social é bem mais difícil, somos muito corrigidas, muito atacadas.

Peidar também é uma coisa que imprime masculinidade. Desperta certa zombaria, porém, se o cara sustentar uma cara de "foda-se", eu acredito e respeito o peido alheio. Peidar ou não peidar, eis a questão!

O MOTORISTA

A farra entre mim, uma amiga e o motorista dela, que aconteceu num motel, pode parecer inacreditável aos olhos dos leitores. A minha amiga, empresária, mãe de dois filhos pequenos, casada, já não aguentava o cotidiano com o marido. Talvez para fugir do tédio ou das brigas com a família dele, ela costumava organizar surubas. Esse *ménage* aconteceu quando uma das crianças ainda estava sendo amamentada.

Posso me considerar privilegiada, pois da gama de experiências que tive, essa foi, sem dúvida, uma das mais marcantes. Julguei de grande valia e enorme honra poder desfrutar do néctar sagrado da maternidade quando ela me ofereceu o mamilo que espirrava leite.

O gosto do colostro não era bom. Tive nojo, mas foi um momento mágico. O motorista nos entretinha, obediente às ordens da patroa. Ele nos fodeu bastante; sua noivinha nem desconfiava que ele, além de dirigir, atendia às vontades da poderosa chefona.

PODEROSA CHEFONA

Outra história que vivi com essa amiga foi num clube de *swing* na Barra. Ela levou seu outro amante garotão de praia. Ele estava na maior pilha para nos comer. Chegamos em trio ao local que achei meio grande e sem o glamour que poderia ter. Ficamos num espaço com música bate-estaca, nos roçando e bebericando. Não havia muitas pessoas no local. Eu me destaquei pela tatuagem de dragão e uma mulher veio puxar papo. Nós todos fomos simpáticos, mas o clima não rolou com ela.

Na parte de cima da boate o sexo rolava solto e nós entramos numa sala vidrada. Toda a nossa ação podia ser observada por quem passasse do lado de fora. Minha amiga bateu algumas fotos da gente sob uma enigmática luz vermelha. Parecia uma cena de David Lynch. Ela loira e eu morena num cabaré. Club silêncio.

Ficamos nós três bem juntinhos e foi bem gostoso. Um clima bem legal na cápsula de vidro. Esse foi um caso engraçado, pois o cara estava eufórico para comer geral, e na hora em que saímos e nos juntamos com outras galeras ele não aguentou a barra de ver e fazer sexo na frente de tantos estranhos. Nós duas ficamos entre nós e ela ainda se aventurou com um grandalhão.

ECLESIASTES 2

O ritual começava comigo ajoelhada chupando o pau duro dele. Ele dissimulava, fazia parecer que seria um boquetinho básico, mas o que chegava era o jato de mijo salgado. Gosto de queijo brie misturado com boldo. Ele mijava para todo lado, manchando lençóis, cabelos, tapete. E eu com a garganta encoberta pela língua para não me engasgar com a urina. Por vezes, não conseguia refrear a ânsia de vômito e corria para o banheiro.

Quanto mais estranhas são as práticas sexuais, mais me sinto atraída, principalmente quando estou com alguém com quem tenho intimidade, aí me solto mais e mais. Quando bem realizada, a pulsão erótica traz uma sensação de frescor e alívio que nenhum bálsamo milagroso traz. O xixi de Juan me abençoava e assim entrávamos juntos para a posteridade.

Uma posteridade íntima, um escândalo entre quatro paredes, sem espetáculos ou festas para ostentar. Uma felicidade a dois que poucos podem celebrar. Não é que todos devam fazer xixi em todos, claro. Penso que devemos nos aventurar. Na aventura podemos nos surpreender com nossas verdadeiras habilidades e nosso gosto particular.

Cada história é uma história. A conexão que cada um faz com alguém é única. Ali, é certo, existia muita química. Uma combinação perfeita entre um macho latino e uma moçoila andrógina. A curiosidade nos movia e a ousadia também. Centelhas divinas de algo inominável tomavam o ar...

EROS

Essa suruba aconteceu no flat de uma amiga minha que é ex-atriz pornô. Ela é lindíssima e me convidou para uma festinha que ia promover para uma galera que conhecera quando fazia um curso de atores badalado em São Paulo. Paula tem um corpo incrível e malha durante horas todos os dias. Eu já havia me inspirado na imagem dela para escrever *A atriz pornô*, história que figura no meu primeiro livro. A referência que faço é à obra *Morte em Veneza*, de Thomas Mann, que mostra a paixão de um homem velho por um jovem ninfeto, que personificava a própria beleza e a arte em seu sentido maior de eternização. De certa forma, Paula representava isso tudo para mim. Obviamente, de um ponto de vista mais controverso. Ela era como uma obra de arte pornográfica e, portanto, controversa e incômoda no seu nascedouro.

Nossa amizade tinha o efeito de uma combustão nuclear devido ao fluxo de ideias que ela me fazia ter, não porque fosse particularmente inteligente, pelo contrário, por ser excessivamente bobinha e ingênua. Tudo que ela queria era casar e ter filhos, ambição bastante nobre, porém só se envolvia com tipos que não a levavam para essa direção.

Talvez eu a tenha julgado demais à época em que nos conhecemos, afinal, o mundo é surpreendente, e hoje ela conseguiu o seu intento com um homem carinhoso e bem rico. Parece-me que está muito feliz.

Naquela ocasião, eu havia acabado de entrar nesse tal curso de teatro estelar, e nossa parceria se estendeu da sala de aula para a cama. Ela era manteúda de um graúdo de Brasília e mantinha um casinho com um ator do curso. Nenhum dos dois podia saber da tal festa que ela preparara em segredo.

Quando cheguei ao apartamento dela, o porteiro me indicou o elevador, que era todo espelhado, bem a cara dela, uma mulher vaidosa e preocupada com beleza. O som já alcançava o corredor e eu entrei pela porta entreaberta. Parecia uma balada, um volume de pessoas digno de uma boate. Mesmo com o calor, de vez em quando vinha um ar na minha direção do ar-condicionado central.

No quarto, a putaria rolava solta. Eu a encontrei dando para um troglodita que fazia um programa de televisão com palhaços famosos, mas não lembrei o nome do cara. Paula interrompeu a foda para me cumprimentar efusivamente. Ela me agarrou inteiramente nua. Fez gestos para que eu me despisse e me juntasse a eles. Um homem veio me ajudar a guardar minhas roupas.

A situação logo se precipitou para o sexo. O homem de joelhos à minha frente tinha pressa de chegar à xoxota e colocou minhas pernas sobre seu ombro. Emendou um oralzinho gostoso e eu me perdi naquela língua malemolente e nas vibrações que ele fazia com os dedos intumescidos dentro de mim. Cavalguei por cima dele. Só parei quando cheguei ao orgasmo.

Emendei o próximo homem que esperava ansioso para me comer. Ele me lambeu colocando o dedo no meu cuzinho, já me preparando para o que viria a seguir. Fiquei de quatro e ele me comeu gostoso. A piroca dele era um pouco menor que a do primeiro e deslizou bem gostoso com o gel.

O terceiro batia punheta olhando para a gente. Abri a boca para recebê-lo. Mas ele preferiu nos observar. O quarto veio com tudo para gozar na minha boca, mas eu não queria engolir esperma de ninguém e recusei. O quinto deitou por baixo de mim para me chupar enquanto a moça que estava tímida meteu a cabeça entre mim e o quinto para me chupar os seios. Impressões de um dia cheio de diferentes energias. Antes o que me cansava, agora me alimenta. A gente se revitaliza com a energia vital do gozo dos outros também. É uma sensação de um renovar da vida. É como se a nossa vida se multiplicasse quando nos abrimos para as outras pessoas sem preconceito. Uma confusão de corpos que se entrelaçam em busca do gozo e da mistura indiscriminada.

Dei uma pausa para descansar e apenas observar, mas já veio um sexto que estava perdido na sala de tevê vendo filme. Ele me pegou no corredor e nós nos beijamos. Segurei o pau dele com força. Um pau cheio de veias, grandinho. Botamos a camisinha e fizemos um papai e mamãe no sofá da sala. Eu não aguentava mais transar, ou melhor, eu não aguentei buscar o orgasmo e o deixei finalizar em mim. Ele gozou. O resto da galera ficou esquecida nas outras partes do apartamento, e nós dormimos abraçados.

FURA-OLHO OU ROCKET QUEEN

Eu estava ficando com um cara sem muita convicção, pois logo no primeiro dia me decepcionei. Fomos ao apartamento dele, e ele era daquele tipo que quer se gabar da grana que ganha. Era alto funcionário de uma fábrica de mísseis fora do Brasil. Ele veio com uma conversa sobre quanto ganhava, algo que achei de muito mau gosto. Cortei e perguntei: "Você tem camisinha?". Acho que o moço não acreditou que eu daria para ele de cara. Já preparava um uísque. Eu continuei, implacável: "*Eu quero cowboy*", como quem dizia "Eu quero *um cowboy*".

Ele era o tipo de homem para quem seria impossível dizer francamente "sou casada", o que me irritava profundamente.

Dentro de casa eu o apelidara de Tainá, pois não queria pagar mico pro meu próprio marido de que eu estava ficando com um homenzinho desses. Não suportaria ser alvo da chacota de Alexandre. Ele é cruel quando quer me detonar. A dominação psicológica que exercemos um sobre o outro é muito grande, e eu acabaria desistindo dessa experiência. Fingi que estava saindo com uma mulher.

Ainda que fosse uma experiência ridícula ou trivial, eu achei que devíamos prosseguir para ver até onde o circo ia.

Mas, voltando ao lance da relação sexual, o Tiago (esse era o real nome dele) não conseguia fazer de camisinha e eu me recusei a ter paciência e continuei exigindo a roupinha de borracha. Não sou mãe de ninguém, não me sinto estimulada a ser legal com homens enquadrados e que adotam uma postura quase de quem está comprando a mulher.

A conversa ideal é a seguinte: poesia, arte, literatura,

cinema. Isso é o mínimo que um homem tem de dominar. Caso seja um homem mais simples, eu não exijo isso, mas nesse caso essa observação é válida, pois se estabeleceu uma relação de homem que está cortejando uma mulher. O problema é que eu não sou uma mulher qualquer. Como já disse, não gosto mesmo de jogos de sedução.

Uma noite, ainda não tínhamos tido nenhuma relação sexual, fomos a uma boate, convidados por amigos. Lá, porém, Tiago me tratou apenas como amiga e não estabeleceu um elo claro. Talvez fosse pura timidez ou queria tirar onda e suprimir a vergonha de não ter conseguido colocar a camisinha nem tido uma ereção que se sustentasse com o acessório. Não me importou. O resultado foi que decidi ficar com outro amiguinho que acabara de conhecer.

Sob o efeito de alguns martínis, o bem-sucedido magnata dos mísseis que não conseguiam levantar voo terminou a noite jogando pedras – sim, eu disse pedras, que catava no chão – no carro em que o Braulinho, meu novo amiguinho, dirigia rumo ao acasalamento, no motel mais próximo. O lançamento desse foguete era mais promissor. E agora já posso me gabar: eu fui apedrejada!

MASSAGEADORES DE CLITÓRIS

Uma amiga me confidenciou que frequentava uma clínica de estética na Barra da Tijuca onde o quente era a massagem coletiva de clitóris. Cada uma das clientes é simultaneamente massageada por um profissional (do sexo masculino ou feminino) com o uso de um vibrador. Volta e meia uma delas goza e acaba incentivando uma série de outros orgasmos somente pelo poder da estimulação mental que os gemidos causam nas outras clientes.

FOTOGRAFIA

Alexandre é o tipo de homem que não tem consciência de seu poder sobre as mulheres. Na verdade, ele não julga a sedução um mérito e não a cultiva. Ele não gosta de superficialidade e costuma classificar as atitudes pré-moldadas como tediosas e burras. Meu marido não quer ter poder sobre ninguém, me parece que ele prefere situações em que a liberdade não precisa ser explicada e, portanto, não pode ser ameaçada de nenhuma maneira por chatos de plantão.

Nunca tinha conhecido ninguém que preservasse tanto a própria intimidade como ele. Os homens calados trazem essa característica de sedução silenciosa e aura de poder. É como se existisse algo além do ser manifesto, um jeito de existir puro, uma busca pela insustentável leveza.

Ele tem uma cabeleira farta, os cabelos dele são castanhos, e, quando deixa crescer um pouco mais, vira uma juba de leão. Adoro homens cabeludos. A boca dele é carnuda e grande, uma boca de Coringa recheada por enormes dentes brancos de fera.

Alê gosta de assuntos matemáticos, ele lembra o meu pai. Sinto-me segura perto de homens quietos. Por outro lado, ele fala bastante na intimidade e curte polemizar por qualquer bobagem. Tem uma voz grave de locutor de futebol ou de artista de rádio.

O mergulho nele a sós é como entrar num tornado de emoções sem conexão com a lógica, é como estar imerso num sonho em que não exista a ideia de causa e efeito. Olhar para ele e seus signos é como ter certeza de uma nova era que aponta para um caminho sem linguagem, onde tudo se mistura de forma simbiótica.

Quando nossos corpos nus se fundem em uma chama de pura interiorização, quando o pênis dele bombeia e estremeço, quando ouço frases chulas, quando o sono é interrompido por uma chupação de cuzinho, quando sentimos uma vontade irrefreável de nos encontrar, quando a poesia não morre, quando os outros são excluídos, quando nossos silêncios acalmam nosso estar no mundo, quando tudo isso acontece, nós nos sabemos um só. Conversamos. Ele encara tudo com humor. Humor negro, às vezes. Eu encaro tudo como sou. Complexa e contemplativa. Dormimos abraçados. Não demonstramos nosso amor publicamente. Detesto demonstrações de afeto em público. Prefiro o amor intimista.

As pernas dele são bem torneadas das horas de exercícios e forrós e praia e sexo e sexo e sexo. Os óculos denunciam a miopia e dão um ar futurista para sua imagem. Os pés dele são como lírios brancos cuja beirada traz consigo uma interrogação, ou seria uma vírgula no lugar do dedão?

A MÃO E A LUVA

Em Amsterdã comi um prato com grãos de *cannabis* que pareciam grãos de mostarda. Eu não percebi que havia pedido um prato aditivado, mas só fui sentir os efeitos ao sair pelas ruas escuras e canais até chegar à Red Light District, onde Guga me esperava em frente a um inferninho.

Vivi uma das experiências mais loucas da minha vida. As luzes vermelhas no alto da pista e uma música descontínua pioraram a minha situação. Guga ria de mim, ele gargalhava e era como se uma câmera em *close* focasse apenas nos enormes dentes dele. A imagem era assustadora.

Os corpos cintilantes dos outros frequentadores iluminavam o local. Luzes que vinham de uma bola espelhada no alto da boate giravam psicodélicas. Ao longe avistei o Fantasma da Ópera, que dançava sinistramente entre os demais. Um cara fantasiado de Fantasma da Ópera... Só em Amsterdã, pensei.

No banheiro, moças se revezavam entre as fileiras de cocaína na bancada da pia. Um clima de total naturalidade. Numa das portas entreabertas um antigo namorado holandês me esperava. Seria ele o fantasma? Fiquei por cima dele, que se apoiou na privada. No meio da confusão, música alta, Guga me esperando do lado de fora e garotas cheirando pó, fizemos uma rapidinha para lá de quente. Eu larguei esse casinho, pois o considerava muito *hard-core* para mim. Não gosto de homens drogados. O problema não é fazer uso de substâncias ilícitas, o problema é que não quero viver perto de alguém que gire em torno disso, até porque a droga segue no sentido contrário do sexo. Mas essas considerações não foram parte do que aconteceu, pois eu não estava tendo clareza do motivo de me ver em tal situação.

Quando saí do toalete, Guga me esperava com o rosto contrariado, como se eu tivesse demorado horas. Seguimos para outra sala onde homens fantasiados de gigantescos elefantes rosa dançavam cancã com roupas de cabaré. No final da apresentação exibiam seus pênis. A princípio pênis de pelúcia e depois, por dentro da roupa, surgiam majestosos pênis rosa reais e enormes. Um espetáculo meio histriônico, porém divertido.

Naquele mesmo local, dias antes, eu e Guga nos enganchamos com mãos e luvas a nos ajudar e nos estimular, mas a sala das luvas pretas estava vazia e apenas as luvas murchas permaneciam lá encaixadas ao chão emborrachado. Uma estrutura bem montada de Primeiro Mundo!

No lugar das paredes vazias, uma coleção de espadas estava em exposição, fruto, talvez, de algum show apresentado ali. Uma performance com espadas. Um quadro, uma sequência sem sentido em que nada levava a nada.

Na mesma sequência avassaladora, Guga já tira a minha roupa e descobre a calcinha molhada por conta de outro pênis. Como *takes* de uma câmera proibida, somos flagrados em diversas posições, desde o papai e mamãe até ele me comer de quatro com as coxas batendo forte nas minhas pernas. Uma posição que poucos homens sabem fazer bem mantendo o mesmo vigor. Será que ele estava com ciúme?

CARTA A UM JOVEM POETA

Querido D.
A noite de ontem foi ótima. Obrigada pelo passeio na orla. Adorei o vernissage da sua amiga e a nossa esticada. Ver você enrolado numa toalha, sentir o seu cheiro misturado ao meu próprio cheiro me causou um efeito afrodisíaco inebriante. Ser recebida com beijos e elogios depois de um longo período sem te ver foi maravilhoso.
Seu olhar safado de luxúria quando fiz um striptease toda envergonhada me excitou sobremaneira! Relaxar na banheira sob seu olhar atento através do blindex, ainda que me ache meio desajeitada, foi bem divertido. Lembrava-me de quando você me bolinou no carro... No banho, eu ensaboava o meu corpo todo sempre sob o seu olhar libidinoso, passeando as mãos pelos lugares que mais gosto de brincar. Via que você me acompanhava do quarto, já excitado, faminto, e imaginava seu pau duro escondido pelo edredom. Você me esperava na cama sedento de carícias até que não aguentou e se juntou a mim na espuma. Foi maravilhoso ter o seu pau latejante em contato com os meus pezinhos. Saber que você tara com os meus pés me fez ter coragem de devolver todas as carícias que você já proporcionou a eles. Pagar um footjob com meus dedinhos arreganhados e ver no seu semblante o delírio que antecede o gozo foi um prazer inominável, inescapável, inesquecível, inacreditável.
Meus seios arrepiados de tesão dentro da água, gozar com sua língua, desviando das espumas brancas que nos envolviam. Tocar com meus pés o seu corpo inteiro e no seu rosto transtornado. Estar sob seu olhar malicioso me fez sentir muito mulher. Continuarmos a noite inteira nessa volúpia de

desejo. Num momento, eu já estava doida pra sentir seu cacete me fodendo. Saboreei cada centímetro seu. Sua glande pulsando na minha garganta, uma imagem imortalizada. Abrir a xoxota para você, ser penetrada em diversos ritmos, cada investida sua deixou sua marca na minha memória. Montar em você, sentar no seu pau, rebolar encharcada, lamber seus mamilos, tudo isso fez de você único, principalmente quando gozou e uma lágrima escorreu exatamente quando olhou para mim.

Com doçura,
N.

P.S.: Pode deixar que eu te chamo para uma orgia, vou te descabaçar com todo o carinho. Prometo!

VICIADOS EM SEXO

Teve um dia também que saímos de um bar em São Paulo, eu e Ulysses, amigo declaradamente viciado em sexo, e seguimos para um clube cuja decoração consistia em buracos na parede (apenas o suficiente para que passássemos o corpo para o outro lado). Rapazes generosos faziam o serviço mais bem pago que eu já vi; em Sampa tudo é pago e bem pago. Tudo saiu por conta do meu amigo, que queria se exibir para mim. Ele, naturalmente, foi atendido por gueixas massageadoras especialistas em asfixia erótica, uma preferência dele.

Qual o sentido de ser penetrada por garotos de programa anônimos? Não sei. Uma vontade de ultrapassar limites sociais de "boa conduta". Eu nunca simpatizei com as posturas retrógradas de homens e mulheres que abafam curiosidades autênticas para não se destacarem como ovelhas negras.

As múltiplas penetrações sem sentido não machucaram a minha alma, não consegui me envolver na situação, nem extrair um prazer físico que se diferenciasse muito de uma longa sessão de ginástica. Somente aos poucos fui me deixando levar pela situação de ser vista dessa forma estranha e por partes, apenas o sexo que saía de um quadro surrealista.

Cheguei a concluir que se fossem homens com rosto, com identidade, eu poderia achar mais excitante. Uma contradição inexplicável para quem já se entregou tantas vezes ao exercício do sexo anônimo. Mas tal conclusão faz sentido, se eu me importasse com suas opiniões e somente a eles fosse dado o direito de me ver tão arreganhada, eu ficaria constrangida. Como eram profissionais, a gente nunca espera indiscrição deles, mesmo que nos achem repulsivas.

MICROCOSMO/MACROCOSMO

De vez em quando, uns e outros com quem mantive relações sexuais casuais me procuram novamente. Alguém que conheci na casa de amigos e que participou de alguma suruba comigo. Não me recordo de todos com quem tive contato. Hoje mesmo, Felícia me disse que um cara estava ao telefone. Ele veio com um tonzinho íntimo: "Oi, Nalini, tudo bem? Que saudade de você, gata. Por onde você anda?". Continuei o papo sem saber quem era o cara. Isso costuma acontecer quando me apresentam um homem que me olha insinuante, logo penso que ele já me viu protagonizar alguma cena libidinosa. Mal consigo segurar o riso.

Outro dia um amigo a quem eu tratava bem, mas sem grandes intimidades, me revelou, para minha surpresa, que já tínhamos ficado. Eu nem lembrava. O que guardei dele era a imagem de um cara legal, mas sem lembrança com conotação sensual.

Também já fui vista aos beijos e amassos a três em bares e restaurantes com amigos; envolta por plumas dos travesseiros rasgados pela nossa euforia durante o decorrer de uma festa de arromba; mergulhada nas espumas das banheiras bebendo o champanhe recém-estourado; ostentando beleza e poder numa mistura explosiva e muito perigosa.

Descobrir o cansaço experimentado depois do sexo, o doce veneno de todos os lábios estranhos, picas que bombeavam buscando químicas reais ou bombeavam aleatoriamente. Quando uma mão amiga colava entre minhas pernas no pós-coito, era algo inspirador, um marco para minha vida adulta. A transição da Nalini adolescente para uma mulher mais segura incluiu a descoberta do orgasmo de várias maneiras.

Enquanto nos prendemos a velhos estereótipos e visões de mundo ultrapassadas, a evolução do corpo e da mente se torna impossível e nós mesmos nos sabotamos. Homens machistas e preconceituosos não merecem amor de ninguém. Portanto, quando a gente começa a selecionar pessoas mais abertas, mais cultas, mais antenadas, mais nos distanciamos do existir enfadonho dos chatos que nunca gozaram a dois. A inspiração que vem do sexo com pessoas diferentes e sem preconceitos foi o que me catapultou para uma vida com assinatura. Saber que essa inspiração podia se renovar infinitamente foi uma bênção que recebi com entusiasmo, pois se confirmava que o mundo estava cheio de homens dispostos a se doarem para mim de corpo e alma.

MELANCOLIA

Existe um eu inconfessável. Uma Nalini que ninguém conhece. Hamletiana. Revoltada, incoerente, insatisfeita, principesca. Em um dos meus sonhos eu empunhava uma espada. Qualquer ideologia, porém, me parece um escape à dura realidade sem sentido, à perversa finitude. Não há apoio na existência. Mesmo as nossas ilusões de que estamos "vencendo obstáculos" são de uma ingenuidade sem igual, uma permissividade constrangedora, a nossa tardia infância. Será que existe sentido no amor? Alguns se apoiam na violência, outros, na indecência. Comportamentos pré-moldados, ambições previsíveis. O ser humano está fadado ao fracasso. O sexo é um escape? O príncipe Hamlet parece omitir tudo que quer dizer. De fato, ele parece não ter direção nem saber o que dizer ou pensar. Eu mesma sou cheia de elipses e minha alma também morreu quando morreu o meu pai. Porque o amor dele era silencioso e presente. Não tinha estardalhaço. Todo grande amor é assim. Considero detestáveis as manifestações que vejo pelas redes sociais, acho uma canalhice e vulgaridade atrozes. O amor não deve ser alardeado, ele deve ser vivido.

   Estar cercada de breguice por todos os lados é algo desnecessário, mas eu não posso escolher quem vá me "curtir". A falta de intensidade vai desde a ignorância até a total ausência de um amor internalizado. Ninguém tem um eu secreto. Pelo menos existe um esforço muito grande para que tudo seja "sempre às claras", como se isso fosse garantia de qualidade nos relacionamentos.

   Talvez eu também, como Hamlet, tenha um sentimento

edipiano e resolvi "matar" todo mundo com quem minha mãe se relacionasse, inclusive meu próprio pai. Para crescer, fez-se necessário matar meus ídolos de infância. Desenvolver um eu que não conte com o apoio familiar não é tarefa fácil, só quem tem coragem consegue.

Hamlet é um ser andrógino, um intelectual, um filósofo. Chega a ser constrangedor ter de explicar os sentimentos que o movem, o homem comum não tem esse alcance. Arrogantemente, me coloco ao lado de Hamlet como alguém cuja profundidade só pode ser alcançada por caracteres mais complexos que os da maioria medrosa.

Vou me queixar contra quem e para quem? Só me restam as mentes libertas das minhas empregadas domésticas que são mais libertárias do que essa gentalha metida a grã-fina. Assim como Hamlet fez com Yorick, eu também faço os ouvidos delas de penico.

A vida cercada de pessoas nada a ver, pessoas óbvias em suas mesquinharias, é absurdamente incômoda. Enquanto nos debatemos rumo ao nada, somos iluminados pelo gênio de Hamlet, o ícone eterno. O mais perfeito herói, ele morreu para se salvar.

GASTRONOMIA ECLESIÁSTICA

Hoje a experiência foi diferente. Pedi para que Alexandre mijasse na minha cara, queria sentir o gosto de seu xixi. Estávamos na casa da minha sogra quando resolvemos tomar um banho juntos, para que eu pudesse sentir o gosto de sua urina de forma mais discreta e sem sujar a casa da mãe dele. Ao ligarmos o chuveiro, me ajoelhei e insisti para que ele mirasse o jato de xixi em mim. A princípio caíram apenas algumas tímidas gotas douradas, mas insisti para que fosse uma corrente mais consistente, queria sentir o gosto dele. Alexandre mirou dentro da minha boca e o xixi tinha gosto de chá. Era salgado, mas tinha nuances entre o boldo e a camomila. Na sequência, paguei um boquete até que veio o esperma e pude ter uma visão que contrastava imediatamente dois sabores diferentes. A porra dele parece ter um tom para paladares mais apurados. Tem um gosto melhor do que o xixi.

Assim como o xixi e a porra têm suas gradações diferentes, cada ânus tem o seu sabor. Liz, por exemplo, tem o cu cabeludo assim como Alexandre. Já Juan tem o cu mais liso, talvez fruto de alguma ascendência indígena. Ou ele depila secretamente, uma vez que é bicha. Nunca senti o cu de Guga, nunca tive essa curiosidade. Talvez por ele estar constantemente suado. Cocô tudo bem, mas suor já é demais. Sinto um prazer singular em provar o odor fétido de enxofre de um cu que acabou de peidar.

Quando criança, pedi, mais de uma vez, que amiguinhas peidassem na minha cara. Existe o peido tímido, que sai em silêncio, e geralmente fede muito. Às vezes vem acompanhado até de uma borra amarronzada. Existe o peido metralhadora, cuja característica principal é o barulho, não tem compromisso com um tipo específico de cheiro. Oscila entre quase inodoro até um tom mais nítido de cocô. Existem tipos diferentes de corrimento. Alguns vêm como leite talhado e podem ocorrer até em moças virginais. Outros vêm mais amarelados. Já chupei uma mulher que, aparentemente, não tinha corrimento. Porém, ao olhar sua calcinha recém-tirada, pude notar uma mancha bem na área do buraco da boceta. Aquilo me intrigou por alguns dias, e não soube distinguir se era mancha de corrimento ou menstruação. Consultei uma amiga mais experiente nas artes lésbianas, e ela me garantiu que era mancha de sangue, pois mesmo quando a calcinha é lavada o sangue tende a grudar no tecido de modo permanente.

UM AMIGO JUDEU

Eu tenho um amigo judeu com quem mantenho um caso; ele é cineasta e mora em São Paulo. Costumamos marcar nossos encontros em livrarias ou cafés para um papo, em seguida vamos para algum hotel na Augusta ou nas redondezas da Avenida Paulista.

Nossos roteiros são muito parecidos, pois ele é um homem de hábitos bem regulares e não gosta de sair da rotina. Não é um judeu praticante, digamos assim. É ateu. Muitas vezes conversamos sobre religião, cinema e outros temas que ele domina bem.

Chegamos a planejar uma viagem a Israel, mas eu declinei do convite tão logo meu marido se opôs à minha ida para um país tão longe, em constantes conflitos e vítima de atentados. Gostei desse cuidado de Alê; as pessoas acham que ter um casamento aberto significa que o outro vai se descuidar de nós, mas não vejo isso dessa forma – Alexandre é sempre atento e muito cuidadoso comigo.

Meu amigo cineasta não gostou, mas aceitou e embarcou sozinho. Voltou cheio de novidades, e quando nos reencontramos retomamos o nosso enlace não tão tórrido, mas sempre estimulante. Ele dava aulas numa universidade de São Paulo, e nós nos pegamos após o término do curso que ele ministrava sobre cinema e pornografia. Assunto que me fascinou.

Logicamente, independentemente do fascínio que sinto por homens inteligentes, nossa ligação vinha desde que ele ainda era casado com a primeira esposa, e agora, mesmo namorando uma belíssima moça, ele continuava a querer sair comigo. Minha experiência demonstra que não existe uma regra nos jogos amorosos-sexuais. Alguns homens, quando me reencontram, perguntam se ainda estou casada e somem ao ouvirem uma resposta positiva. Quanto maior a complexidade intelectual, maior a abertura mental para uma vida libertina, me parece. Posso estar enganada.

Ele também não era desses homens reacionários que "têm uma na rua e outra em casa". Acho que, de certa maneira, ele deixava claro para sua companheira que o relacionamento era aberto. Mas eu jamais perguntei qual era o acordo deles ou se havia mesmo um acordo.

Nem sempre os encontros com ele terminam em sexo. Na realidade, o auge do encontro é o clima que ele traz, a tranquilidade libertadora de poder ou não culminar em sexo. Sua libido suave, porém não menos vigorosa, é extremamente excitante. Nossas transas são descompromissadas de frequência, mas quando acontecem são tradicionais: papai e mamãe e nada mais. Tudo na maior descontração e inteligência. Ah, e o detalhe óbvio: o pênis dele é circuncidado!

ORGIA ORGANIZADA

Fui uma vez com um grupo de amigos numa orgia organizada. A gente se inscreveu no site e fomos selecionados pela aparência. Recebemos por e-mail as regras de conduta do local. O comportamento é muito controlado nesse tipo de situação. Era uma orgia internacional, uma sociedade secreta na qual poucas pessoas podem entrar.

Confesso que prefiro as festas espontâneas, privadas, pois é muito mais libertino. Algumas festas a que já fui transbordaram alegria e não foi bem isso que vimos na orgia organizada. Lembrava os clubes de *swing*, só que mais luxuosos.

Nos banheiros havia sabonete líquido dourado, os espelhos tinham molduras douradas, os tapetes vermelhos estavam impecavelmente sem pelos. A decoração solene lembrava a imagem que temos de castelos da Inglaterra Vitoriana. Móveis rebuscados com patas de leão, pianos de cauda brancos, janelas fechadas com cortinas pesadas de veludo.

Um funcionário nos recebeu assim que dissemos a senha de acesso; o código que nos dava o direito de entrar era *Tannhäuser*, a ópera de Wagner. Na celebração havia uma cantora lírica vendada cantando algo cuja autoria não reconheci, mas era lindo.

Os músicos estavam vestidos e de olhos vendados, assim como a cantora. Talvez fossem cânticos satânicos para nos impressionar, eu não consegui nem distinguir a língua. Uma ópera sinistra cantada de trás para a frente?

Uma sequência de vaginas e cus empinados esperavam na fila para que os homens enfiassem como se ajustassem parafusos numa linha de montagem. Mal tiravam e já metiam na próxima. Do outro lado, umas pessoas nuas e em pé apenas observavam. A pura animalidade. O sentido na falta de sentido. Uma curiosidade mórbida? Ou apenas uma vontade indelével de chocar? Eu me senti como que mergulhada em líquido amniótico ou entregue a um tempo-espaço indefinido. Eu estava meio viva e meio morta. Parecia uma boneca inerte. Uma marionete manipulada pelos homens e seus falos que funcionava como as cordas que me conduziam o movimento. Eu me entreguei a penetrações no ânus, na boca e na vagina ao mesmo tempo, como num quadro cujo simbolismo só poderia ser alcançado por iluminados.

FESTA DE ANIVERSÁRIO

Das muitas orgias que eu e Guga fizemos, algumas tinham tantas pessoas que não era possível distinguir o rosto de Guga dos demais participantes. Tínhamos acabado de ler um trecho de um livro com uma célebre frase de Flaubert: "O único jeito de suportar a existência é mergulhar na literatura como numa orgia perpétua". Guga inverteu essa frase e atribuiu-lhe um novo significado: "O único jeito de suportar a existência é mergulhar na orgia como numa literatura perpétua".

Depois do sexo, eu achava agradável adormecer enroscada em Guga, com as nádegas coladas em sua barriga. Ele sempre passou essa afetuosidade. Ele morava em um apartamento cuja iluminação do teto insuficiente dava um ar *dark* a qualquer encontro que tivéssemos lá.

No caso dessa orgia de ontem não foi diferente. Tínhamos passado o dia lendo, comprando flores e reabastecendo a geladeira quando Liz nos ligou. Combinamos um encontro à noite que foi simplesmente sensacional, com mergulhos no mar e um milhão de amigos. A situação se repete um trilhão de vezes: um amigo chama outro e daqui a um tempo a casa está lotada, a porta sempre aberta.

Vieram também uns amigos holandeses que moram no Vidigal. Eles chamaram atenção pela pele negra e altura, parecem gigantes. Eu nunca tinha visto sexo igual ao deles: enormes. Liz tentou transar com um deles, mas achou um pouco complexo pela questão do encaixe, até que eu dei uma ajudinha lambendo ela para que ficasse bem molhadinha – eles meteram nela com bastante carinho. Uma cena linda:

uma mulher alva, loura, cabelos descoloridos e dois negões estrangeiros. Eu também me arrisquei com um saxofonista que chegou. Ele tinha *dreadlocks*, mas era bem claro. Liz se juntou a nós e depois os nossos amigos holandeses, que me comeram calma e pacientemente sem nenhuma afetação ou diálogo maior. Às vezes, a dificuldade de comunicação com os estrangeiros facilita o acesso imediato a outras partes menos evidentes num primeiro contato humano.

Guga limitou-se a nos observar. O saxofonista danou a tocar o instrumento na varanda de frente para o mar. Uma visão deliciosa. Na imagem da sala de tevê, um DVD meu comigo saindo de um gigantesco bolo de aniversário para Liz. Uma imagem gravada há alguns anos e que Guga guardara com todo cuidado. Eu sempre pedi uma cópia, mas ele esquece...

Liz, Guga e eu fomos fazer uma sacanagenzinha na sacada; nós nos juntamos ao saxofonista, que continuava viajando na sua música com notas de um Chet Baker abrasileirado sem o glamour do trompete. Liz e eu somos tão amigas que não vejo razão para não dividirmos as mesmas picas. Quando dividi o Alê com ela, Liz disse a ele que ele tinha "um malão" que saltava da cueca. Morri de ciúme, mas não confessei... Hoje somos mais unidas. É incrível como a visão das mesmas situações muda quando queremos manter um estilo de vida emocionante. Talvez eu seja viciada em emoções fortes.

Guga comia Liz na varanda enquanto eu chupava o peitinho rosa dela, e o pau do saxofonista ia ficando duro. Lá embaixo, na praia, a gente era a alegria das poucas pessoas que andavam na alta madrugada. Cena inacreditável. O que nós queremos? Não sei ao certo. Só sei que nada sei. E nós vivemos como crianças perdidas no paraíso sem pecado.

GAROTAS SELVAGENS

Eu e umas amigas escritoras fundamos a Associação das Pegadoras de Macho (APM), uma vez que assumimos nossa total falta de interesse em entrar para a ABL, chutamos o balde e assumimos nossos verdadeiros interesses na vida. Com o propósito declarado de pegar o maior número de homens possível, saíamos em missões de bar em bar, nas esquinas das ruas escuras de São Paulo, todos eram presas. Caçadoras irresistíveis que éramos, não sobrava pedra sobre pedra.

Bancos de praça foram nossos cenários entre risadas e pouco juízo, andávamos de mãos dadas escolhendo parceiros aleatórios. Uma noite uma delas levou um dado para escolher de quem era a vez, quem seria premiado com a nossa atenção. Alguns homens ficavam tão chocados que não se excitavam, mas outros topavam e introduziam suas espadas flamejantes de forma meio desengonçada.

O meu carro quebrou e lá estávamos nós, juntas, pedindo ajuda a um solícito moço desconhecido. Tudo era pretexto para nossa determinação revolucionária. De vez em quando aparecia uma esposa irada ou conformada pedindo que desfizéssemos o grupo. Não dávamos sossego. Não queríamos combater mulheres, a nossa vitória também não era contra os homens. A nossa luta era contra o destino inexorável maior de todos. Porque tudo que existe e até mesmo nossas histórias particulares, por mais que se destaquem, vão se perder na poeira do tempo. Então, era preciso sentir, viver e fazer da vida uma obra de arte.

RECORDES SEXUAIS, ATLETAS SEXUAIS

Um amante interiorano que tive tinha muito fôlego. Ele era um verdadeiro atleta sexual. Como eu e meu marido também somos muito potentes, eu correspondia à altura desse amante, uma vez que estava bem preparada para alcançar grandes marcas sexuais. Uma vez viramos a noite e cheguei a ter muitos orgasmos pela penetração. Com meu marido eu já tinha superado a marca: oito orgasmos em uma noite (com o pênis bombeando).

Outra marca que acho interessante deixar como registro foram as quatro horas seguidas de colação de velcro com uma amiga. Ela era muito experiente e gozou rapidamente, enquanto eu fiquei a ver navios. Daí não teve jeito, era questão de honra. Não desisti e continuei por mais horas naquela agonia até gozar.

ANDROGINIA

Caso existisse uma poção mágica para mudança de sexo, talvez eu tivesse feito a escolha por ser do sexo masculino logo nos primeiros anos de adolescência. Percebi de cara que, na impossibilidade de ser um homem de verdade, eu poderia me masculinizar, mas, para não cair na caricatura, a androginia se revelou um lugar confortável que me possibilitou transitar entre as diferentes pessoas sem chamar a atenção.

O mito do andrógino, do ser que possui os dois sexos, masculino e feminino, habita o nosso imaginário há tempos. A perfeição do hermafroditismo também. Duas sexualidades, duas possibilidades comportamentais.

O diabo é muitas vezes representado como um ser andrógino que possui seios e sexo masculino. Baphomet é uma criatura simbólica ambivalente, com cabeça de bode, touro ou chacal e corpo humano; simboliza o bem e o mal, a luz e as trevas, o céu e a Terra, o feminino e o masculino. Foi considerado um demônio, uma vez que esse símbolo está associado às ciências ocultistas, à magia, à alquimia, à bruxaria, ao satanismo e ao esoterismo.

Juan me ensinou a fazer um ritual em comemoração ao Baphomet, na época do eclipse lunar. Ele e a namorada nova colocam ovos de galinha em pé em alguma mesa de cozinha e rezam à noite sob a luz da lua vermelha encoberta pelo eclipse.

ABRICÓ

Eu e uma amiga fotógrafa fomos tirar fotos na praia de Abricó, um reduto naturista carioca. Chegamos cedo para pegar a praia bem vazia e para não correr o risco de invadir a intimidade de ninguém. Tomamos ainda o cuidado de nos posicionar em cantos secretos e com a máquina sempre direcionada para mim. Independentemente do que eu pense sobre o naturismo, que sempre vi com bons olhos, acho que nesse dia algo sagrado se perdeu. Eu matei a última ilusão de liberdade que ainda cultivava em mim.

A princípio tudo se desenvolveu normalmente com alguns homens nus ao longe. Tiramos inúmeras fotos sem sensualizar e tentando não chamar a atenção até para preservar a integridade do local e dos frequentadores. Água do mar, sal, areia, biquínis, topless, enfim, a nudez. Posei nas pedras também, a cor cinza seria um belo contraste com a luz do sol e o tom mais claro da areia. Essa antecipação pode fazer parecer ao leitor que algum fato desagradável aconteceu. Não foi nada fora do normal, mas, na verdade, foi. Um lugar como esse é especial, e todos que estão ali deveriam partilhar de ideais libertários para poder viver a experiência de modo que respeite o limite do outro.

Não havia conotação exibicionista em nós e acredito que nem nos demais frequentadores, mas em certo momento pude ver entre as pedras um cara se masturbando discretamente por estar nos olhando. Senti-me violada, avisei a minha amiga e fomos embora. Certa inocência minha se perdeu, pois vejo que ainda sobra um tanto de obscurantismo em relação ao corpo e uma visão quase sensacionalista da expressão feminina que deve se manter recatada *ad infinitum*. Julguei um comportamento injustificável, principalmente porque maculou a nossa possibilidade de uma real liberdade de apreensão da natureza.

MONASTÉRIO DA PALAVRA

Tenho alguns sonhos recorrentes. Sonho de vez em quando com números e com pessoas iguais, de rosto igual. Nem sempre verifico o significado dos sonhos que tenho. Dessa vez, após uma longa sessão de sexo com Alexandre, sonhei com minha imagem como Hamlet, o príncipe agoniado. Eu estava vestida de preto com uma coroa na cabeça depositada de modo decadente, meio caída para o lado.

A atmosfera era de silêncio. Apenas empunhava uma espada pesadíssima (um reflexo talvez de minha megalomania?), trazia um escudo costurado junto ao corpo como se fosse feito de fibras de metal. Eu lutava contra o vazio, girando o corpo inteiro num balé impecável, enfiava a espada no ar, dava piruetas de alegria contra um suposto inimigo. Nada me desviaria de minha missão.

Parecia uma aula, uma escola para samurais, algo assim. Nenhuma menção ao sexo, pois não era isso que importava. Mas o que importava? Não sei bem. Isso não ficou claro. Estava sendo preparada para um destino glorioso e obscuro que beirava o hilário. Uma palhaçada para entreter, uma galhofa para passar o tempo. Guerras sem sentido, forças do mal que inexistem. Quando não se tem oponente, quando todos se calaram, lutar contra o quê?

Isolacionismo, essa é a lei. Para escrever, não podemos fazer concessões. Fiz muitas no primeiro trabalho engajado e me desgastei deveras por essa razão! Acho uma pena que a gente tenha que comprometer a nossa literatura com engajamento. Explico: eu não me sinto uma escritora livre em uma realidade onde o óbvio tem de ser dito mil vezes. Meu

Deus! Eu não tenho paz para ser bela do jeito que gostaria. As palavras têm de ser as mais claras possíveis, pois ninguém parece entender nada vezes nada. Eu só vivo horrorizada com a realidade. Passei uma vida me chocando com pessoas ridículas e mesquinhas que não abriram um livro e que são preconceituosas. Não tenho a cara de pau de fazer metáforas. Eu quero escrever um erotismo sofisticado e tenho de dar uma de sexóloga. Já não aguento mais ter de explicar onde o clitóris fica e ter de ensinar a fazerem um papai e mamãe. Porra! É absurdo ter de defender que mulheres gozam pela penetração. MULHERES GOZAM PELA PENETRAÇÃO. Mas ela tem de ser bem-feita. Pelo jeito só o Mick Jagger sabe fazer um papai e mamãe corretamente (com o pênis bombeando e rebolando). Sem contar com o infinito de variações penetrativas que também funcionam. E os com ejaculação precoce não assumida... refiro-me aos da faixa dos 20 aos 40... a mulherada fica implorando sexo oral porque senão não vai gozar nunca com esses ridículos. E ainda fica um bando de mulheres lutando para serem "premiadas" com um título de namorada. Algumas construindo família sozinhas, pois o cara só é uma validação social (mesmo que eles "se amem"). Dá até cansaço. Eu me pergunto: para que defender quem já se conformou?

A espada que luta contra si mesma. Furos no espaço cheio de estrelas. Um quadro de Miró: números e constelações em amor com uma mulher. Quando eu era criança, meus pais me deram de presente uma reprodução dessa imagem e eu nunca esqueci que o amor para as mulheres pode ser infinito. E que o número de parceiros também pode se revelar infinitas constelações.

Eu me sinto menos mulher do que as outras. Ou talvez me sinta mais. Desequilíbrio. Quero todos os homens do universo aos meus pés, rendidos e subjugados. Nesse *brainstorm* de emoções inconscientes, desejo um grande número de paus entrando e saindo, entrando e saindo, e todos se desfazem em mim, nenhum é real. Todos os paus são imaginários. Nenhum homem tem poder, somente eu tenho poder de vida e morte sobre todos eles. Nem rosto eles têm. Eles não são nada para mim. Ninguém é nada. Destruo todos num segundo. Como em *Memórias de uma gueixa*, eu os derrubo com um olhar, pois aprendi a arte das mulheres e as suas mesquinharias irritantes. Sei pintar minha boca de carmim. Mas detesto o papel de sedutora, não é esse o papel que cabe a uma tirana. Tirania ou virtude?

To be or not to be, that is the question. Para arcar com o peso das responsabilidades que tomei para mim, me enganei (?) e me vi como o guerreiro Arjuna, que luta contra sua própria família por seus ideais. A vida é bem assim: ou repetimos a trajetória com a qual nossos pais concordam ou criamos algo bem particular para nós. Nesse sonho louco em que eu tentava matar meu engajamento, eu era, paradoxalmente, o príncipe Buda.

HISTORIETAS (NADA) EXEMPLARES

1. A amiga dizia que ia ajudar a juntar o casal, mas, na verdade, ia para o motel com o cara, enquanto a esposa delirava que "forças ocultas estão querendo nos separar". A amiga dava o cu para o marido traíra, que cu não conta como traição.

2. Orgasmo pela penetração aos 40. Quarenta anos sem gozar. Gozou com o jardineiro coxo.

3. Eles combinavam em tudo, eram gaúchos, brancos, burgueses e infelizes. Racistas, elitistas, capitalistas católicos, patriotas, bem-sucedidos, resolveram inovar. Divorciaram-se. Para ela: viagem de volta ao Sul, infelicidade eterna; para ele: novo casamento com uma mulher que ele chamaria de "preta gorda e favelada", feliz para sempre.

MAIS 5 HISTORINHAS

1. Cara escondido no porta-malas. Ele entrou junto comigo e com Liz no motel. Transamos e ele saiu de novo dentro do porta-malas. Pagamos de lésbicas para os funcionários. E daí?

2. Transando no banheiro de um baile de carnaval com um cara fantasiado de Minotauro bagulhento, pois tinha uma barriga enorme que só me permitia transar com ele de quatro. Foi bom porque me vi gozando olhando para o espelho.

3. Tal qual no filme *O livro de cabeceira*, eu e Alexandre também já brincamos muito de escrever um no outro. Pinturas.

4. Apenas um sonho. Dentro da igreja eu me confessava. A penitência? Duas Ave-Marias e um boquete. "Amai-vos uns aos outros!".

5. Num hotel barato cheio de baratas com Fred, o homem casado e um papo existencialista.

SOMETIMES I FEEL SO LONELY

Às vezes sou invadida por uma confusão mental como se nada no mundo me preenchesse. Acho que é assim mesmo, a gente simplesmente se acostuma com as coisas da vida. É como se nada fosse me satisfazer, eu não quero pouco, mas a essência das coisas me escapa e até mesmo as histórias de amor me soam de uma trivialidade insultante.

Sometimes I look at Alexandre and I hate him so much because he is so plenty and I am so cold. My husband is so plenty and I am so empty*.

* Às vezes, olho Alexandre e o odeio tanto porque ele é tão pleno e eu sou tão fria. Meu marido é tão pleno e eu sou tão vazia.

MOTEL

Certa vez, no motel com um amigo, nos aventuramos por todas as partes do recinto. A decoração neutra do local não dá margem ao pensamento de que outras pessoas estiveram ali e praticaram sexo de mil maneiras possíveis. Quando estávamos na mesa, eu pensava que outras pessoas logo mais estariam ali e comeriam no local em que fizemos sexo. Os papéis, os copos, as coisas que tocamos seriam tocadas por outras pessoas.

É extremamente excitante saber que tocamos em alguém que nem mesmo conhecemos através das palavras e das coisas.

FANTASIA

Quando conheci Alexandre, logo fomos para a cama. Quando ele me penetra, sinto que me conduz para um momento único, em que tudo se cala e todas as questões mundanas se tornam menores.

Ele foi o primeiro homem que cagou na minha frente. Aconteceu numa festa de *réveillon*. Umas amigas me levaram para uma festa de fim de ano no sítio dos pais dele, um lugar paradisíaco dentro de uma reserva florestal. Fui com meu marido, mas passei a noite conversando com Alexandre. Ele se interessou pelo meu assunto preferido: literatura. Mesmo sendo engenheiro, gostou de passar horas me ouvindo falar em técnicas literárias e meus autores prediletos.

Contei para ele as inúmeras oficinas literárias das quais participei. Tive aulas com o grande romancista Esdras do Nascimento, com o brilhante escritor Sérgio Sant'Anna e com o excelente ensaísta Jair Ferreira dos Santos. Estive na palestra histórica que o mito, o filósofo Jacques Derrida deu no Brasil, sua última aparição por essas terras tupiniquins.

Alexandre viajou nesse novo mundo desconhecido para ele. Ao passo que o mundo matemático dele me era familiar por causa da herança de meus pais, físicos. Tínhamos uma fotinho de Albert Einstein na biblioteca. Eles faziam muitos cálculos, meus pais viviam numa atmosfera hermética só deles e conversavam em inglês, o que me dava a nítida sensação de exclusão daquele mundo.

Talvez aquilo tenha me impulsionado para viver histórias completamente minhas e que não dependiam do apoio familiar para existir. Ao contrário, quando a história tem o apoio familiar, ela é sempre chata.

A literatura me favoreceu em tudo, até na seleção mais apurada das minhas histórias de amor. Não faço concessão à breguice. O protótipo do rapaz respeitador em busca de uma boa moça de família sempre me deu enjoo.

Alexandre não fazia essa linha; ele se mostrou alegre, divertido e inteligente. O humor negro típico dos capricornianos. Bem na linha homem básico, vencedor sem alarde, risonho. Detesto os que se vitimizam e os que se acham também. Até no modo de vestir seguia linha discreta dos signos de terra, muito azul-marinho, cinza, marrom, preto. Como eu também sou de Capricórnio, logo me identifiquei com a sobriedade dele.

Um sentimento adolescente me tomava quando ele chegava perto. Seus braços encostando de leve nos meus pulsos, um papo interessante. É impressionante como alguns pequenos gestos podem nos despertar um intenso arrebatamento.

Nessa mesma comemoração de fim de ano, após virarmos a noite conversando, transamos no quarto dele, em cima de uma colcha de zebra, enquanto a galera se esbaldava ao som de um bate-estaca intermitente. Depois do sexo, qual não foi minha surpresa quando ele, com a maior naturalidade, deixou a porta do banheiro aberta e eu pude observá-lo fazendo força com o rosto contraído, mas sempre sorridente. Nesse momento percebi que cairia de amores por ele.

REFLEXÕES SOBRE O FILME NINFOMANÍACA

Ninfomaníaca, de Lars von Trier, leva à necessidade de se desmistificar conceitos ainda tratados como tabus nos dias de hoje. A começar pelo conceito de ninfomania. O vício em sexo, em alguns casos, é usado como rótulo ou propaganda para uma espécie de adequação, um reflexo de preconceitos infiltrados em estudos científicos com o objetivo de controlar a população e manter a ordem social vigente.

Ninfomaníaca foi classificado pelo seu diretor como uma obra pornográfica. O conceito de pornografia surgiu na era vitoriana para classificar de "arte proibida" a representação do sexo explícito como uma forma de controle social. A ideia era de que nada desvirtuasse a massa dos seus papéis sociais na matriz de poderes estabelecidos. À plebe, o trabalho e a guerra.

A representação do sexo na arte vem desde tempos imemoriais e convive com os tabus sexuais que mudam de tempos em tempos. A diferença é que os ingleses acharam por bem proibir por lei essa forma de arte. Condenaram, mas, ao mesmo tempo, criaram "museus secretos" para expor somente a um público selecionado, homens de alta classe e estudiosos, aquilo que seria profundamente transgressor à moral de dominação.

O cinema tem se dedicado a essa questão, sobretudo a sexualidade feminina. As obras permitem questionamentos sobre a liberdade. Mas a artificialidade da construção das relações amorosas chegou ao auge com a incorporação dos valores do mercado na avaliação do parceiro(a) ideal. Toda a institucionalização do namoro, noivado e casamento faz parte do mesmo movimento de enquadramento das relações sexuais em um espaço seguro, controlado – e por isso considerado menos vergonhoso. É ultrajante, para algumas pessoas, a clandestinidade dos amantes. Certamente porque a maioria não tem uma individualidade que respeite e precisa, a todo momento, consultar alguém para aprovar ou não suas escolhas.

No início do primeiro filme, Joe, personagem de Charlotte Gainsbourg, afirma ser uma pessoa abjeta. Ela sente um imenso tédio por não se sentir "conectada" a ninguém e passa a se relacionar com vários parceiros ao longo do filme em busca de algo que a complete. Essa busca plena dos prazeres é e sempre foi duramente combatida pela Igreja e pelas famílias, que muitas vezes se comportam como fantoches de um sistema aniquilador das liberdades individuais. Esse exercício de vigilância faz com que todos vigiem todos para se confortarem na prisão do outro como em um espelho.

No caso de Joe, a dolorosa perda do contato com o filho foi um peso a carregar, mas ninguém se perguntou o porquê de o marido não ter cuidado da criança. Qual seria o problema de um pai ficar com seu próprio filho após o divórcio? A reação de parte do público ao filme (e à personagem central) parte de um pressuposto segundo o qual a mulher possui por natureza um instinto maternal. O mesmo pressuposto aceita que o homem dispense o seu instinto de proteção aos filhos. O filme incomoda por inverter esses papéis e mostrar que as pessoas são diferentes e, por serem diferentes, encaram seus laços de formas distintas.

Ao fim do filme, muitos disseram que a personagem de

Gainsbourg é incapaz de criar afetividade por alguém (ouvi essa mesma interpretação sobre o personagem do viciado em sexo do filme *Shame*). Um olhar atento, porém, permite notar momentos expressos de carinho entre ela e outros personagens: as amigas, o pai, o marido, o interlocutor que a recebe em casa. Custa aceitar, mas essas brechas de afetividade são mais abundantes do que em muitas famílias tradicionais que mal se suportam: são obrigadas a conviver com suas escolhas socialmente aceitas e nem escondem a cara de insatisfação. São ovelhas a entrar em shopping centers como distintos consumidores. O mercado, não tenham dúvida, se alimenta de nossa infelicidade pessoal.

Joe não parece conformada com essa educação para o cativeiro e luta contra ele. Por isso está sempre na iminência de uma violência física patrocinada pela lógica masculina da intolerância.

Joe não está sozinha. Em pleno século 21, ainda é comum ouvir relato de mulheres que não ouviram sequer falar em orgasmo feminino pela penetração. Ou que o sexo só tem valor se for por "amor". A partir disso, temos um verdadeiro festival de homens comuns imitando atores pornôs e ignorando deliberadamente químicas que porventura surjam com moças que não considerem "de família".

Na contramão disso, Lars von Trier nos joga na cara uma experiência humana singular, sem véus nem enfeites maculados pela culpa paralisante. Tudo é tratado de forma simples, prosaica até. Vivemos em uma sociedade do espetáculo e talvez seja por isso que o filme tenha causado tanto estranhamento, com sua abordagem quase neutra e diálogos didáticos, como se a atual geração finalmente conseguisse refletir sobre um assunto no qual o autoconhecimento ainda é um tabu.

* Artigo publicado na revista *Carta Capital*.

DARK ROOM

Uma suruba cheia de camisinhas fluorescentes em um ambiente desprovido de luz, essa era a última novidade na Europa, me falara uma amiga. Fomos para a casa de um amigo em comum que comprara um estoque gigante de camisinhas neon. De dia, não vimos nada de mais no pequeno acessório. Quando a noite veio, pudemos enxergar o brilho amarelo--cítrico quase verde da película de borracha.

Foi uma festa tremendamente diferente, algo estranho. Imaginem o cenário: um festival de pênis brilhando na escuridão do quarto, e não víamos mais nada. Bom, pelo menos foi uma orgia segura. Um evento, sem dúvida, divertido. Começamos com música, comidinhas exóticas, muito peixe cru, raiz-forte que lembrava o verde das novas camisinhas. Na verdade, o cardápio era todo coerente com a decoração igualmente esverdeada da casa rodeada por coqueiros, que aumentavam a nossa sensação de estar num paraíso tropical.

As mulheres vestiam longos, os homens, smokings, um clima um tanto quanto formal demais para o meu gosto. Mesmo assim, quando as luzes se apagaram e a música continuou, alguns permaneceram vestidos. Tive o cuidado de acariciar as pessoas e notei que algumas usavam ainda as gravatinhas-borboleta.

Nesse tipo de festa não há regra, cada um faz como se sente mais à vontade para fazer. A tecnologia nos trouxe, afinal, alguns benefícios, como a proteção. Eu me entreguei sem medo. Sempre existe algum tipo de risco, mas nesse dia tudo tomou ares e cores mágicos. Vez ou outra era possível ver, no escuro, um pênis fluorescente encostando-se em outro.

Na dança do entra e sai, o meu gozo era a única verdade, ao som estridente do bate-estaca. Cercada de pirocas fumegantes, eu era penetrada bem no centro de um universo escuro e sem rosto onde homens se reduziam aos seus diferentes falos. Oceano de paus irradiando luz para todos os lados.

CARTA A UM BOI MANSO

Querido F.

Um relacionamento não é uma troca de favores em que a moça dá o sexo pelo namoro e o rapaz dá o namoro pelo sexo. É preciso verificar se as pessoas têm química. Se o rapaz faz um sexo oral na moça para que a moça goze antes, e uma vez que ela tenha gozado aí então ele vai penetrá-la, isso não é considerado "ter química" com ninguém. Talvez a moça nem tenha desenvolvimento de uma mulher adulta, nem curta ainda a penetração ou talvez não curta com você. O fato é que, no mundo dos adultos, uma mulher que é penetrada somente para receber uma ejaculação é uma mulher que está sendo objetificada (mesmo que o rapaz tenha feito um sexo oral antes). Por que você tem de meter o seu peru numa mulher? A penetração não existe para você "se dar bem", ela existe para que ambos possam extrair prazer dela.

Eu não sou uma mulher que precisa lutar para ser validada por um boi manso. Você tem de se perguntar se consegue realizar a relação sexual completa. O macho e a fêmea gozam com o pênis bombeando mesmo que eles tenham feito sexo oral à vontade...

Não sou do tipo que demora para dar para "me valorizar no mercado", não sou um produto à venda para nenhum homem, não preciso dar garantia de qualidade, entende? E nem de "pouco uso". Eu me vejo na situação constrangedora de ter de lhe esclarecer isso quando isso já deveria ser óbvio.

Nas relações burguesas, o que está sendo verificado é se o rapaz tem um bom emprego e se a moça é de uma boa família ou se ela é "de família". O que deve ser verificado são qualidades reais de simplicidade e química sexual real para que coisas reais possam acontecer entre as diferentes classes sociais, entre as diferentes pessoas, para que elas saiam do círculo seguro em que vivem e aprendam com as diferenças. Geralmente as pessoas da massa de manobra não estão nem entendendo que química existe como um patamar de avaliação, pois são todas convencidas de que alguma outra coisa seria mais consistente. Na verdade, são covardes e não buscam desenvolvimento sexual e nem rompem com a norma social.

Talvez você tenha me vilanizado por ser casada, o que julgo imaturidade. Não se dá uma aula para um homem de 30 para 40 anos que já naturalizou relações sem química, quando as mulheres estão mais preocupadas com as garantias do namoro e nem se importam em ser depósito de porra para um cara sem desenvolvimento normal de adulto. Rapazes com níveis normais de testosterona gostam de sexo bem realizado. Como você pode tratar mal uma mulher que estava lhe dando desenvolvimento psicofísico e virilidade?

Não quero aborrecê-lo com assunto velho. Esta carta não tem cunho pessoal. Eu sou uma intelectual com profundo senso de responsabilidade social anticapitalista e pró-natureza. Bonito é ver pessoas se desenvolvendo e não essa gentalha implorando para ser aceita e por migalha de afetividade.

Acredito até que esse tipo de questão existencial nem faça parte do seu dia a dia e que você nem se lembre dessa discussão que tivemos, mas é só para não sobrar nenhum véu e não deixar uma coisa ruim no universo entre nós.

Desejo-lhe um esplêndido ano e tudo de bom para você e seus entes queridos e amados.

Com respeito,
N.

AMSTERDÃ

Participei de muitas festinhas em Amsterdã. Uma delas, específica, me despertou bastante curiosidade. Eu marcara com amigos numa casa de shows e de lá partimos para a festa no apartamento de uma conhecida deles que costumava receber pessoas interessantes de várias partes do mundo.

Nessa época da minha vida eu ainda vivia um tempo de descobertas e não me conhecia tão bem. Estava numa fase de experimentar. Confesso que demorei muito antes de identificar as carícias e as posições que mais me agradavam. Acredito que não tenhamos de cara um corpo apto para o prazer, é preciso aprender a gozar, a desfrutar de sensações diferentes. No meu caso, foi preciso que eu me entregasse literalmente à atividade sexual, que eu esquecesse meu eu anterior (formatado pela família e valores de massa) a ponto de me confundir com o outro para ser capaz de me jogar num sexo mais bem realizado. Transformei meu corpo bruto até que florescesse um novo corpo vibrátil capaz de gozar plenamente.

Em Amsterdã eu estava ainda na fase de observação de muitos corpos e muitos rostos. Observava até os meus gemidos e orgasmos. Comparava minha reação com a de outras mulheres durante o sexo. A maioria delas gritava alto. Mas no sexo a dois a coisa se tornava mais intimista.

Na bagunça que se seguiu na casa da tal amiga dos estrangeiros, pude aprofundar minhas impressões sobre o corpo e suas reações. Uma mulher começou a me alisar e foi se insinuando aos poucos. Enquanto os outros iam se despindo e começando o vaivém, nós nos deitamos juntas e eu abria as partes íntimas dela somente para olhar.

A cratera circular do cu, a vulva vulcânica avermelhada, a montanha que seguia os grandes lábios até o clitóris, uma pepita valiosa. Ela também me vasculhava, viu o meu umbigo, orelhas, nariz, língua, para em seguida descer ao baixo ventre e cheirar os meus buracos. Emendamos um meia nove. Como o clitóris dela era pequeno, eu me arrisquei em movimentos mais vigorosos de lábios e a chupação foi violenta – ela pedia mais. Eu a orientava a fazer em mim movimentos circulares, começando pelo lado do clitóris e dando a volta inteira no grelo até recomeçar tudo de novo.

Ficamos bem molhadas. Segui os movimentos dela até que ela ficou quieta; não tive certeza se gozou, mas pela exaustão devia ter gozado. A pele do colo dela ficou toda vermelha. Quando se recuperou, continuou a me masturbar com dedinhos e linguadas. Fui me entregando até chegar ao ponto de esquecer onde estava e de que outras pessoas nos cercavam.

Fui mergulhando num langor gostoso até que veio o disparo, o clarão do gozo. Ficamos paradas por longas três horas até nos recuperar e nos juntar ao grupo que se divertia na outra sala. Eles nos esperavam para experimentar outras posições. De quatro na mesa, nós duas éramos admiradas por outras pessoas que brincavam com nossos grelos enquanto fodíamos com um pênis plástico que entrava simultaneamente nas duas bocetas que cavalgavam encapetadas, a excitação aumentava gradativamente quando nossas bundas se encostavam uma na outra. Um espetáculo desnecessário? A cena soou-me engraçada. Não considerei que participei de uma orgia propriamente dita, mas sim de uma festa liberal.

Eu queria experimentar, me jogar sem senso crítico. Ser

admirada na minha beleza e juventude, resgatar a minha autoestima perdida na adolescência. Os olhares dos outros reforçavam esse poder de atração. Rebolávamos na mesma sintonia das estrelas de um musical de sucesso. Éramos aplaudidas a exaustão. As outras mulheres nos masturbavam simultaneamente e diziam se o clitóris estava durinho ou não para deleite dos nossos observadores. Passavam dois dedos molhados na boca e voltavam a nos tocar bem gostoso, de modo leve e preciso.

ORGIA DE CARNAVAL

Carnaval é uma época em que as pessoas se permitem fazer sexo de forma mais livre e irresponsável. Por um lado a liberdade é legal, mas a agressividade, não. Não adianta ter medo de tudo. Bom, apesar de eu mesma nunca ter sido adepta das orgias de carnaval por achar alguns ambientes megaclichês, resolvi aceitar o convite de uma amiga.

Nesse dia fui convidada para um baile de carnaval na casa de uma amiga ricona que resolveu impressionar uns gringos amigos do marido. Vesti uma fantasia de coelhinha e Alexandre foi de mágico. Eu "saíra" da cartola dele. Achamos a fantasia engraçada e fomos ao encontro dos nossos amigos e dos gringos.

No meio do caminho a meia-calça que eu usava rasgou e eu entrei em pânico, pois estava tudo fechado, não havia loja alguma e eu não queria estragar a festa da minha amiga *socialite* – ela se preocupa demais com detalhes. Voltamos para casa e eu pude trocar a meia-calça por uma outra levemente rosada, mas que causava o mesmo efeito. Alê fez graça me perguntando qual a diferença que isso fazia se a gente estava indo para uma orgia. "No final fica todo mundo nu", ele disse.

A primeira impressão é a que fica. Chegamos e a festa já rolava com uma galerinha nua na piscina. Nossa amiga veio eufórica em nossa direção e fez questão de nos apresentar os convidados estrangeiros. Engrenamos um papo superinteressante sobre viagens, e eles tinham acabado de chegar do Egito. Eles nos mostraram milhões de fotos do deserto e todos vestidos de árabes.

O gigantesco jardim fora decorado com balões coloridos. Dentro de um enorme labirinto, vários peladões se perdiam e eram encontrados por peladonas disponíveis. Uma putaria vazia de primeira! Gostosas siliconadas davam para engravatados sem gravata na sala de estar. Nada justificava nada. Foda-se era a regra geral. Uma série de cus para cima foram vistos na varanda. Eu não transei com ninguém, apenas continuei conversando com Alexandre e a dona na maior naturalidade. Uma coisa bacana nesse tipo de festa é que não existe forma correta, ninguém é obrigado a nada.

Após algum tempo de conversa (eu não sei precisar quanto tempo exatamente), a dona da casa se levantou e arriou as calças para deixar um dos gringos comê-la, enquanto eu, meu marido e o marido dela continuávamos a conversa normalmente. Lá estava ela, de quatro, apoiada na mesa, e nós continuávamos mantendo o mesmo ar *blasé* e até banal. Não sei em que medida fui afetada por certa dose de moralismo e comecei a rir, os dois engalfinhados riram comigo, mas, incrivelmente, Alexandre e o marido dela nem se abalaram. Alê deu apenas um sorrisinho para mim e continuou o papo de homens.

ORGIA DE CARNAVAL 2

Tarde da noite, perdidos no labirinto, eu e Alexandre engrenamos um frango assado e depois achamos mais confortável de quatro. Outro casal se juntou e nós nos revezávamos entre ele e ela. Virou um bololô com mais cinco que chegaram para se juntar à festa e mais quatro e mais dois e mais um. Ninguém era de ninguém. Isso não é verdade. O tempo todo eu olhava o Alexandre e ele me olhava. Como se eu fosse uma atriz em cena e ele o diretor atento a cada passo meu. Ser libertino não é desprezar os sentimentos. Ser libertino é ter todos os sentimentos dentro de si.

Na biblioteca, tomei um beijo tão profundo e tão delicado que atingi o orgasmo só de ele me encostar em seu corpo e da fricção da calcinha no clitóris. E eu estava menstruada e com absorvente!

A BRANCA DE NEVE E OS SETE ANÕES

Uma das minhas fantasias inconfessáveis era me ver como Branca de Neve e ter sete anões para me atormentar. Como seria o sexo com os anões? Por alguma razão, nunca tive a oportunidade de concretizar essa fantasia. A tônica dessa história infantil é a de que a mulher sem personalidade é a mulher ideal. A madrasta má seria a feminista, bela autoconsciente de seu poder sobre os homens e inteligente. A mocinha ingênua e virginal é feita de escrava sexual de homens da classe trabalhadora, homens menores que a fazem de empregada já que ela depende da "proteção" deles. Somente ao se anular totalmente e morrer ela é resgatada por um cara com grana que a faz sua esposa. Assim ela tem seu lugar ao sol garantido. Por ser ninguém. E não ter nenhuma vontade própria. Ela é o exato contrário de mim. Então essa é a fantasia perfeita. A fantasia inconfessável em que saio da minha personagem real icônica para me tornar uma ridícula. Enquanto isso, lavo, passo e cozinho para anões autoritários que passam a mão na minha bunda e dão palmadas para me corrigir. E, depois, me esmero em chupar os seus respectivos pênis um a um.

A CHUVA INCONSCIENTE

Começo este relato com John Keats: "Love is my religion / I could die for it" – O amor é a minha religião / Eu poderia morrer por isso. Juan me contou uma história que me impressionou. Foi um caso que aconteceu num dia de chuva, quando um estranho parou o carro para Juan entrar em uma das inúmeras caronas que ele pegou para viajar por toda a América Latina.

Ele queria conhecer culturas diferentes e se lançou em aventuras pelo asfalto; numa dessas encontrou um negão lindo que ouvia Bob Marley no carro e rolou o maior papo entre eles, até que depois dos amassos eles ficaram. O sexo foi explosivo e o moço pediu que Juan saísse do carro pelado no meio da chuva e gozasse na boca dele pela janela. Juan teve medo de que se tratasse de um golpe ou uma brincadeira de mau gosto. Decidiu e correu pelado de pau duro no meio da chuva torrencial que caía sobre seu corpo quente e gozou na boca do cara.

De um sem-número de fantasias realizadas, as que mais tiveram desenvolvimento apoteótico foram justamente as que envolvem elementos da natureza. A chuva funcionou para mim como o término de um ciclo e início de outro bem mais forte e interessante.

Das loucuras que fiz, acho que nenhuma se compara aos momentos impactantes sob a chuva. Tudo que é marcante para mim também acontece debaixo de chuva. Beijos sob a chuva, banhos de mar em pleno céu cinzento, trovões na chuva, chuvas torrenciais marcando acontecimentos intensos. Sexo sob a chuva, gotas de suor mescladas às gotas de chuva, lágrimas de camaleão em mutação, cores que se transformam no arco-íris.

Casamentos, romances, casos acontecem sob a chuva. Morte, rompimento, separação acontecem em dias de sol radiantes. No cinema, dizem que as imagens mais marcantes são as que têm algo de contraditório com os sentimentos da personagem principal. No filme *Noites de Cabíria*, o final é exatamente assim: o entorno é todo alegre enquanto a protagonista chora desconsolada.

No meu caso específico é exatamente essa a sensação que tenho. Meus melhores momentos foram sob a chuva. Momentos de cunho emocional. Pode ser que esse fato tenha alguma ligação com a época do meu nascimento, no verão, que é uma estação de chuvas. Tudo que é bom acontece no verão.

PARAÍSO PERDIDO

Fui com amigas a um clube de mulheres no centro do Rio. Resolvi experimentar o que me pareceu mais uma brincadeira inocente do que de fato algo substancial, afinal, uma noite vendo homens seminus dançando e se esfregando na mulherada não é nada perto do que eu já vinha praticando.

Liz também foi comigo, fazendo sempre a linha discreta meio *lesbian chic*. Eu me vesti com um tomara que caia preto, saia e sapatilhas, algo meio bailarina. Nossas amigas foram igualmente despojadas.

Esperava, claro, uma fantasia nas linhas do filme *Magic Mike*, com homens lindos, fortões, tatuados, habilidosos e dançando sensualmente para nosso deleite. O aspecto de travessura ingênua não me fez ter coragem de contar ao meu marido o que eu ia fazer. Não queria cair no conceito dele, que poderia me criticar por estar sendo infantiloide e patricinha.

O trânsito não ajudou, ficamos paradas por horas num puta engarrafamento devido a obras na cidade. Isso criou certa ansiedade que antecipava um momento brochante e não um êxtase. Quando chegamos, havia outras mulheres entrando e seguimos a turma até a porta da sala de shows que se assemelhava a um teatro.

Após alguns comes e bebes, uma música *dance* altíssima ecoou por todo o ambiente. Um gostosão com o corpo encharcado de óleo dançava no palco e nos estimulava, passando a mão pelo próprio corpo, em especial pelo pênis e ânus encobertos por uma tanguinha enfiada na bunda.

Minhas amigas batiam palmas e aplaudiam entusiasmadas a performance que achei meio constrangedora. Acho que não me apetecem emoções desse gênero. Era tudo um tanto formatado e previsível. Uma dona foi posta no centro do palco e os brucutus se esfregavam nela, que lhes cheirava os falos um a um.

A partir de um momento fui atacada por uma crise de riso. Davam-me água e eu danava a rir. Davam-me suco e lá estava eu a rir, rir e rir. Nem mesmo o uísque me acalmou o riso. Chamei Liz para ir aos bastidores comigo, que prontamente atendeu, achando que poderíamos transar com um dos garanhões.

Um segurança embarreirou a nossa entrada. Liz o apalpou no pau. Eu não sabia o que fazer, então não fiz nada e apenas olhei que o moço abria a braguilha enquanto ela tocava uma punheta para ele. O cara fez sinal para que eu entrasse no camarim. Obedeci.

Lá dentro ouvi as conversas dos rapazes que pareciam bibas afetadíssimas e nada masculinos. Um deles me encontrou no corredor e eu tremia de vergonha e medo. O bofe tinha dois metros de altura e eu era uma anã perto dele. Ofegante, não sabia o que fazer. Como não tive reação, o rapaz, com ar palhacesco, chamou os outros para ver a "nova visitante", e eu saí de fininho por onde tinha entrado.

Corri para perto da minha amiga que já se limpava na pia de um pequeno banheiro encostado à saída do teatro. Largamos as outras de lado. Na volta para casa, ficamos as duas em absoluto silêncio. Acho que depois de ultrapassarmos barreiras mais profundas, uma noite num teatro sensual não nos despertava a libido.

Quando crescemos, sempre perdemos algo; quando nos aventuramos, torna-se impossível retroceder e fingir que emoções amenas nos satisfazem. Ali era mais um espaço permitido, uma brincadeira socialmente aceita. Um paraíso habitado por inocentes sem pecado não tinha mais vez nos nossos corações devassos.

POEMA

Sou dessas que se preocupam sobremaneira com os próprios amores íntimos. Na verdade, para mim, ferir alguém é o único tabu. Ontem, Guga chegou em casa e eu estava com Juan fodendo no quarto dele – ele me dera a chave do apê havia algum tempo. Ele nos surpreendeu e se retirou em silêncio.

Ficamos preocupados, pois Guga de vez em quando demonstra ciúme. Mesmo que tudo fosse feito às claras, acho que a imagem chocante inesperada e o fato de termos maculado a cama dele foi uma facada.

Talvez eu e Guga estivéssemos mais envolvidos do que eu poderia supor. Juan disse para eu me vestir e ir atrás do outro. Senti-me culpada. Agi como uma delinquente pega em delito. Ao encará-lo, não consegui sustentar o olhar, como se o mundo fosse despencar sobre minha cabeça. Balbuciei algo e calei. Guga continuou com o olhar fixo.

O modelo das relações monogâmicas e a noção de território ainda estavam presentes na minha vida, não tinha a intenção de magoar ninguém. Qual era a fronteira entre o bem e o mal? Nunca tive problemas em compartilhar com amigas meus namorados, não tratava os locais de transas como privados, mas o território de Guga talvez fosse sagrado para ele, talvez o território dele abrangesse o meu próprio corpo, coisa que eu jamais concordaria.

Eu podia ser casada, ter vários amantes, fazer loucuras, mas o fato de pensar em me relacionar com outro alguém que eu pudesse amar incomodava Guga, ele era o vice, não se metia no meu casamento, mas Juan ocupava uma posição igual à dele. Além do medo de perder alguém, entra aqui em questão a ética, a amizade e o amor.

Guga ficou parado por horas na varanda olhando o mar em aparente naturalidade. Acendeu o baseado que tragava calmamente com o rosto voltado para o infinito. Do outro lado do oceano, o mundo. Ele viajava com o vento do litoral balançando seus cabelos cacheados de garoto do Leblon.

Para compor um cenário pacificador, coloquei a música "Blue Velvet" do filme preferido dele para tocar. *She wore Blue Velvet/ Bluer than velvet was the night/ Softer than satin was the light/ From the stars.* Ele gostava quando eu usava batom vermelho no mesmo tom usado por Isabella Rossellini na película.

Ao contrário do que dizem os psicólogos, considerei que essa ferida talvez pudesse ser mais bem superada se não escavássemos mais o assunto e não caíssemos mais na armadilha de invadir o apartamento dele. Conduziríamos o papo posterior com gentileza e educação. A forma, nesse caso, sobressairia ao conteúdo.

ESPELHO

Admirar meu corpo por horas. Este final de semana foi assim. Uma Vênus de Botticelli, uma esfinge oriental, uma flor venenosa, um cacto, uma lenda. Pratiquei exercícios aleatórios, abdominais, yoga, me estiquei. Ao admirar-me como Dorian Gray, me vi mais velha, menos serena, porém ainda com vigor e entusiasmo de juventude.

Uma Nalini preocupada com questões sociais já não me fala mais ao coração. Talvez tenha me conformado com a nefasta ordem social vigente. Talvez veja no engajamento anterior uma fuga para a impotência diante das decisões coletivas. Somos qualquer pessoa, não somos especiais.

A mediocridade vence a inteligência. Não adianta ser inteligente se todo o entorno é burro. Foda-se quem me achar pedante e narcisista. Quem vai me reconhecer como igual? Quem? Só existe Nalini x Nalini.

Eu me beijo. Beijo minha imagem invertida. Eu proponho uma nova ordem social! São vozes em cima de outras vozes. Imagens sobrepostas. Rejeito o amor dos puros. Minha Igreja é o fruto da árvore do conhecimento. Minha Igreja é o pecado. Minha Igreja é o amor. Um amor visceral e cheio de paixão. Não quero amores tranquilos, quero a indecência.

O contorno dos meus quadris bem delineados, meus pés tatuados, minhas mãos vazias de significado, minha língua bifurcada de serpente, meu nariz, meus longos cabelos negros de samurai. Tudo que me compõe é revolta. Sou por inteira uma questão. Uma pergunta, uma interrogação ou até uma interjeição. *Alice no País das Maravilhas*. Espelho, espelho meu, existe alguém mais bela do que eu?

DAIMON

    Ramon, o travesti, como ele se designava, era genial na sua existência dedicada assumidamente a ser um panfleto vivo contra todo aquele que se incomodava com sua aparência. Assim ele se definia no seu perfil na rede social: "A você, que é conservador, reacionário, preconceituoso, obrigada por me odiar. O propósito maior da minha existência é mesmo te incomodar!".

    Além da frase memorável, ele tinha como foto de perfil o desenho da Hidra de Lerna, um animal da mitologia grega que habitava um pântano e que tinha corpo de dragão e sete cabeças de serpente que podiam se regenerar caso fossem decepadas. Já dá para ter uma noção do que ele queria dizer ao escolher tal imagem como representação de si mesmo.

    Nós nos conhecemos no salão de uma amiga e acabamos nos tornando melhores amigos. Ele me contava sempre sobre seus casos e o seu choque com a família que não o aceitava. Contei-lhe também da minha infância solitária, porém cheia de amigos. Ele, assim como eu, criara um mundo impenetrável.

    Amigos imaginários além dos reais. Ramon se apresentava na noite, no interior de São Paulo, em clubes de quinta, puteiros, onde o chamassem, mas em geral era na *night guy*. Ele comia geral. Comia mulher.

    Uma realidade incompreensível para a maioria, um panfleto humano. Dava trabalho se maquiar todos os dias daquele jeito. Eu sempre o via montado. À noite ele/ela exagerava nas tintas. A dona do salão nos achava engraçados cochichando pelos corredores e salas de massagem.

Ele massageava meus cabelos, a nuca e o corpo. Aquele homem-mulher de quase dois metros de altura se curvou ao meu poder feminino. Dessexualizei a nossa sexualidade. Seres andróginos. Juntos, unidos em um só. Galinhas poderosas, incômodas ao controle social. Lembrarei para sempre o nosso encontro ideal e sensual. Somente os puros de alma me entenderão. O mais puro amor de alma. Eu o amava desde a inadequação até a voz estudadamente insultante. Os toques de suas mãos fortes e da massagem me levavam à loucura.

Cheguei a me masturbar algumas vezes sozinha na sala de massagem após o seu toque preciso. Não sei até que ponto ele sentia e provocava isso. Meu corpo foi delineado pelas mãos de artesão dele. Uma escultura feita em argila. Molde de deusa do amor.

Todas as almas puras voam para além do céu azul. Tudo passa rápido para quem entendeu a verdade. O ser perfeito. Um dia me disseram que ele havia morrido. Logo uma sucessão de cenas de violência passou pela minha cabeça. Nada ficou provado, mas desconfiavam da polícia local.

Andei pelas ruas, por paisagens distantes, visitei seus pais. Queria jogar suas cinzas em algum jardim, mas ele não fora cremado. Em visita ao cemitério, eu não o reconheci. Ele estava sisudo, sóbrio, austero, como nunca fora antes. Pensei por um momento: eles venceram. Mas ele me garantiu, acenando com a cabeça, que tudo passou e que não importa como nos apresentamos, o que importa é o que sentimos e que dentro dele ainda havia muita purpurina e asas para a viagem ao outro lado.

Ele não guardava rancor, mas eu aqui na Terra exigirei justiça.

CORAÇÕES PERIGOSOS

Após o incidente com Juan, Guga passou a se esmerar mais no sexo. Quando voltei a visitá-lo, ele já me esperava com o cacete durão, cheio de entusiasmo e nenhuma menção ao flagra que dera com Juan metendo por cima de mim. Adoro quando acontece algo que reacende a chama. Com Alexandre não é diferente, mas ele é mais imune ao ciúme. Alê é osso duro de roer. Para me aguentar tem de ser casca-grossa. Não sou uma mulher para qualquer um. Sou foda.

Ainda mantendo o mesmo movimento, Guga me colocou de quatro na cama. Alternava entre minha boceta e o cu num sexo oral bem molhado. Chupava com vontade. Enquanto ele me lambia eu rebolava querendo mais. Ele interrompia a linguada e batia de leve com o pau no meu clitóris durinho e na bunda também.

A vantagem de me relacionar com homens viris é que eles nunca têm vergonha do próprio pau. É muito gostoso estar com machos que se orgulham de si mesmos e não odeiam as mulheres, pelo contrário, querem sempre proporcionar prazer de várias formas.

Lá estava Guga dançando ao som de Caetano Veloso, Odara. Balançava o pau com as mãos para cima numa felicidade só. A barriga saliente saltava junto com ele. E a ereção firme e forte. Inabalável. Juntei-me a ele toda rebolativa. Parecia um mantra. Dois Hare Krishnas! Celebração! Acendeu um baseado, eu não quis. Ele fumou sozinho, dançando de pau duro.

Dali a um tempo éramos Seu Nacib e Gabriela. Ele arredondado e eu moreninha cabeluda... Meus pentelhos não estavam aparados, mas ele nem ligou, acho até que gostou mais assim, combinava com o clima de anos 70. Rebolei gostoso, me roçando na perna dele com a bunda aberta. Logo ele entendeu a minha urgência e me enrabou gostoso, na mesma posição em que estávamos. Começou devagar ao som da música que era repetida mil vezes. Introduziu aos poucos, botou só a cabecinha. Tirava devagar, me lambuzava de saliva com a língua e untava com gel. Colocava o pau até me alargar. Quando eu estava mais louca, meteu tudo e bombeou ao som do mantra.

Aumentou as estocadas e eu acompanhava o ritmo, para frente e para trás. Ele me masturbava com dois dedinhos precisos no clitóris. Gozei aos gritos. A música alta abafou. Em seguida, ele gozou nas minhas costas, me lambuzou toda.

Depois retomamos o movimento. Ele se restabeleceu e voltamos a nos alisar e beijar. Transamos dessa vez de frente, gozei rapidamente e dali partimos para vários lugares da casa, trepamos inclusive no quartinho em que ele me pegou com Juan. O som adquiria força estratosférica.

Nada nos demovia o entusiasmo. Quanto mais fazíamos sexo, mais queríamos fazer. A alegria e o prazer nos enchiam de tesão. Ele queria meia nove de janela aberta para se exibir para os vizinhos. A vergonha e o medo de sermos pegos me excitaram mais ainda. Eu engoli o pau grosso dele. O vento do mar do Leblon entrava pela janela e nos envolvia numa incessante aura de desejo. A cozinha foi o auge, com panelas derrubadas acompanhando o êxtase que o mantra nos proporcionava.

O GRANDE ROMANCE AMERICANO

O estômago antecipava o frenesi de ser uma heroína de história em quadrinho. O interfone tocou avisando que o moço americano ia subir. A situação era fruto de uma aposta com amigos. Liz ficara lá embaixo com Guga e esperavam ansiosos pelo resultado dessa nossa invencionice. O cara entrou receoso no quarto. Eu ensaiava truques de garota de programa sem nenhum talento para a coisa. Dei uma rebolada que me pareceu ridícula, ele me apalpou os quadris, a bunda, os seios. Depois tirou o meu top brilhoso, os seios pularam para fora da armadura apertada. Ele deslizou as mãos pelos bicos dos seios. Chupou um, depois o outro. Encostou um no outro.

A luz que vinha da Rua Augusta lembrava aqueles filmes americanos antigos, os filmes *noir*. Desta vez a sensação era diferente; antes eu podia ser acariciada por muitos homens enquanto um deles metia, outro se masturbava nos observando e mais outros tantos se enfileiravam querendo mais. Uns estimulavam meu clitóris com vibrações, enquanto outros roçavam minhas costas ou esfregavam meus mamilos.

Nesse dia fomos somente eu e esse estranho que também demonstrava inabilidade com a nova situação. Sexo anônimo em um quarto de hotel. Estilo prostituição, mas eu não tinha pensado nem no preço. Estava nervosa e conectada com Liz e Guga lá fora. Talvez estivessem no corredor, talvez em algum bar, ou mesmo se pegando em outro quarto.

O sexo para nós correspondia a uma expectativa maior. Não sei se tínhamos uma ideia exata do que queríamos provar com toda essa carnavalização, mas o fato é que acreditávamos que o mundo se abriria para a nossa iconoclastia. Qual não foi minha surpresa quando o moço me pediu umas belas bofetadas no rosto. Fiquei um tanto chocada. Não gosto de ter esse papel de dominadora nem de agredir alguém. Lá fui eu, enchi a mão e o esbofeteei bem no meio das fuças. A cara do homem foi ficando vermelha. Roxa. Marrom. Bege. Ele me pediu para cuspir na cara dele. Lá fui eu dando uma cusparada com gosto e escarrando. Um nojo. Fiquei com medo de o cara ficar com raiva de mim. Mas ele continuou com a mesma cara de antes. Nem mudou a expressão.

Esse foi um encontro estranhíssimo. Ao término dessa longa sessão de tortura ele queria me pagar, eu não sabia nem o que dizer. Ele ajeitava os óculos quebrados e tentava manter a discrição. Um gordinho rosado, nada mais. Eu comecei a rir. Ele não gostou da zombaria e foi embora me maldizendo. "Vocéix váo pagar caro por esse!". Saiu envergonhado. Ainda esbocei "vocês quem?". Ele bateu a porta.

Quando contei o episódio para Guga e Liz, eles gargalharam de cair no chão. Não entendi até agora o que o cara entendeu de tudo isso. Fiquei sabendo que tem um mercado seriíssimo de "avacalhadoras de moral", mulheres que são pagas para humilhar os homens poderosos. Eu podia ter me dado bem, mas meu humor não ajuda...

LÁBIOS LASCIVOS

O som do carro era hipnótico. O mar ao longe batia e só escutávamos o barulho das ondas de encontro às areias claras da praia. Ela tinha a língua bifurcada e *piercings* pelo corpo, no clitóris, no bico do seio, no umbigo, na sobrancelha. Eu não tinha nome nem ela. Resolvemos nos conhecer assim, sem identidade.

Eu estava numa boate com amigos, e ela com os dela, e de repente um beijo aconteceu – até que senti a moleza de sua língua estranha de cobra. Os lábios eram coloridos de negro. A gengiva vermelha contrastava com a pele alva.

Saímos juntas da boate e não saber o que me aguardava me deixou louca de desejo. Paramos o carro no litoral. Ela começou a massagear meu corpo. Veio de mansinho contornando a cintura e, em vez de partir para a boceta, acariciou outras regiões do meu corpo: joelhos, pés, mãos. Lambia a minha nuca com aquela língua perversa e descia para o colo.

Os bicos dos seios denunciavam a minha excitação de tão durinhos que estavam. Ela os apertou de leve por cima da blusa e depois nos despimos devagar entre beijos molhados e restos de suor. Meteu a língua na minha orelha e depois pude sentir o gosto de alguma cera em seus lábios. Ela não deu importância para isso.

Continuamos a nos enroscar uma na outra. Ela retirou a luvinha de couro que usava em uma das mãos e brincou delicadamente na entrada da minha vagina. Fez cócegas até encontrar o clitóris despontando. Meteu fundo em mim, encontrou o ponto G que me fez gemer de prazer e me liquefazer em gozo.

ALEXANDRE, O GRANDE

Não é para me gabar, mas meu marido é gostoso e tem o pau grande. Acho que essa mulherada não goza com pau porque os homens que elas pegam são ruins demais. Proponho que a gente comece a ensinar os homens a transar de verdade. Penso que o amor tem suas variáveis, mas amor sem química não dá para mim. Intercalamos períodos de profundo silêncio e sexualização extrema. Um desses dias foi de intensa sexualização do nosso amor.

Ele meteu dando estocadas fundas e eu segurava seus cabelos desgrenhados com toda a força. Olhares viscerais, animalescos, libertários. Ele me pegou lavando a louça. Não sou das mais prendadas, mas ele me pegou por trás, passando a mão na minha xoxota por debaixo do vestido. Quando viu que eu estava bem quente e entregue, puxou minha calcinha de lado e meteu devagar se ajustando à minha racha apertada.

Eu sugava o pau dele com movimentos internos, como uma boca safada. Estávamos recebendo Juan e a namorada. Juan apareceu na porta e ficou nos olhando. Alexandre não percebeu. Continuamos como se nada tivesse acontecido. Eu me conectei ainda mais sob o olhar lascivo do nosso amigo, que já ficava de pau duro a considerar o volume da calça.

Abri a água da torneira para me molhar um pouco. A blusa deixava entrever os bicos dos seios duros que encostavam na camisa molhada. Os cabelos presos davam um ar ainda mais frugal à cena. Alexandre dava pequenos urros no meu ouvido. Sob o olhar do outro eu não sabia se me esmerava em rebolar ou se me mantinha parada para não desconcentrar o Alê.

Aguentei me manter quieta por um tempo, aos poucos fui

me soltando em pequenos requebrados de quadris até o ápice do nosso gozo molhado na pia da cozinha. A água jorrava e respingava em nós dois grudados. Ele continuava metendo com tudo, ele sabe como fazer comigo. Nem macho latino, nem gorducho legal, ele é um homem básico, sem frescura, neutro, inteligente, mordaz. E muito senso de humor.

Os homens da minha vida são, cada um a seu modo, muito especiais, mas ele reina soberano no meu desejo e necessidade vital. Com ele me sinto protegida, parece que nada de ruim vai acontecer. Nossos silêncios são silêncios de leitores dos clássicos, de filosofia, ouvintes de música, cinéfilos...

A cena da pia da cozinha terminou com Juan me dando uma piscadela. Alê se ajeitou e molhou os cabelos na pia. E eu voltei para a sala para servir a sobremesa para eles. *Petit gâteau* com sorvete de creme.

SALADA MISTA ORIENTAL

Pedro, um amigo gay com quem já tive um caso, tinha acabado de voltar de Pequim quando nós resolvemos fazer uma festinha só para os amigos mais descolados (segundo o critério dele). Ele vivia com os pais em *Holland Park,* em Londres, e sempre que nos encontrávamos ele estava cheio de histórias mirabolantes pra contar. Aventuras no deserto, tsunamis, terremotos, o cara era o verdadeiro 007, um sobrevivente. Alexandre não acreditava em metade das histórias, mas eu, que sou outra que vivo coisas do arco-da-velha, sempre acreditei nele! Há pessoas que vivem a vida como se fosse uma aventura e, de fato, acabam por atrair eventos extraordinários. Ele estava sempre em todas. Presenciou até o 11 de Setembro. Sobreviveu graças ao despertador ter tocado atrasado. Ele adorava passear pela manhã em Nova York, na região das Torres Gêmeas.

No mercado noturno de *Donghuamen* pequenas barracas servem pele de cobra, pombos, baratas, larvas e escorpiões jogados ainda vivos em óleo fervente. O local é um clássico para os jovens rapazes chineses, que levam suas namoradas para provar sua coragem gastronômica. Mas ele fora com um grupo de amigos "solteirões" curiosos por esquisitices.

Já em São Paulo, combinamos uma superfesta no Itaim, na casa de um desses amigos solteirões. O tema era Oriente. Fomos todos fantasiados de chineses, japoneses, indianos. Eu fui de gueixa. Poderia ter ido de indiana, mas quis sair do lugar-comum, pois sou de família indiana. Aproveitei que tenho a pele clara e pus bastante pó facial para simular a tez das gueixas. Encomendei a roupa com uma amiga que tem loja de fantasias, mas eu queria algo que não ficasse caricato, então ela fez sob medida para mim.

Durante a noite conversamos sobre as taras dos japoneses e inovamos um *body sushi* bem erótico. A prática consiste em comer sushis colocados sutilmente no corpo de uma mulher nua. Acabei por ser convencida a topar a experiência, só que no meio da sala enquanto a festa rolava.

Cada uma das peças foi colocada em uma parte estratégica: bico do seio, centro do abdome, mãos, pés e boceta.

Volta e meia um vinha e me mordiscava para alcançar o sushi. Um prazer extremamente delicado, nada explícito. Só na hora da boceta é que realmente me descontrolei tremendo, deixando cair alguns do pé.

Pedro evitava que os convidados exagerassem na ralação comigo e reprimia lambidas mais calientes, o que me excitava ainda mais, pois o ritual deveria ser cumprido sem que eu me mexesse para não deixar caírem os sushis.

Todas as sensações do mundo, era isso que ele buscava. E eu? Talvez o combustível de nossa amizade fosse unir a curiosidade sobre o desconhecido e a coragem para romper qualquer barreira social.

Eu já tinha experimentado a sensação de transar totalmente parada com meu primeiro marido. Assistíamos muito a filmes pornográficos estranhos, com taras diferentes. Ele gostava particularmente quando eu me fingia de morta. Eu passava maquiagem escura em torno dos olhos. Garota gótica. Algo mórbido, ficar imóvel até mesmo no momento do orgasmo e não esboçar nenhuma reação. Reflexo do romantismo alemão, em que a mulher desejada é a mulher já morta. Um conceito tão escroto e, por isso mesmo, extremamente excitante. Ele só sabia que eu tinha gozado pelas minhas contrações vaginais.

Novamente, eu vivia o mesmo tipo de desafio de forjar a paralisia total dos movimentos, uma provocação extrema para quem está inserida numa realidade tão espontânea. Um frio na barriga, um bico de seio duro, já estava melada de suor no centro da sala, não por causa da temperatura ambiente, mas pela pressão de me manter estática. Julguei aquela a experiência sensorial mais refinada que tive depois de tanto sexo grupal, mas também um pouco torturante. Não houve sexo. Houve contato com línguas estranhas, sabores e cheiro de vodca se misturavam ao odor suave dos peixes que deslizavam voláteis sobre o meu corpo.

BOIS

Minha história de amor com bois – esses homens castrados como o animal – já vem de longe, desde o meu primeiro encontro com um homem impotente. Volta e meia surge um com ejaculação precoce que eu quero ajudar. Não resisto, sou uma mulher caridosa. Eles vêm para mim pedindo ajuda para se "recuperarem", e quando vejo já estou lá tentando dar uma força. O meu primeiro homem impotente foi um que se revelou impotente aos poucos. No auge de nosso entusiasmo ele aguentava o tranco, porém aos poucos sua personalidade ia adquirindo tonalidades mansas. Eu faço de tudo para ajudar, mas, quando começam a mostrar suas garras rancorosas, dou no pé. É muito difícil me relacionar com pessoas travadas – elas têm o hábito de estereotipar quem sai da norma. Homens excessivamente viris que passam por cima da naturalidade e não têm gingado também não têm vez comigo. Alguns são até legais, mas, se não têm malemolência, estou fora.

VISÃO CRÍTICA

Para uma escritora ter condições de articular sua visão de mundo é preciso ser alguém extremamente observador. Meu olhar não quer invadir as pessoas. A capacidade de ouvir e ver para além do que é superficial, se acompanhada de uma personalidade sólida, crítica e capaz de distinguir o desejo pessoal do desejo do outro e até do desejo coletivo, é um atributo das mentes lúcidas. Ao contrário do que muitos podem achar, eu não me perdi ou me deixei levar pelo ambiente. Não estive em festas de sexo grupal para satisfazer as vontades de meu marido nem me exibir para algum grupo. Existo para quebrar preconceitos. Quero quebrar até os que, porventura, ainda existam dentro de mim. É certo que não me deixo levar facilmente. Mesmo nos momentos que devem ser de entrega, estou sempre presente e consciente de minhas vontades. Não "mergulhei no submundo".

Detesto quando alguém vem com um tom de quem me puxa as orelhas, me dizer que eu não tenho limites. O meu limite quem dita sou eu. Não autorizo ninguém a responder sobre meus desejos e curiosidades, nem acho que devo estar à mercê de atitudes agressivas e discriminatórias pelas escolhas sexuais que fiz.

A defesa da liberdade é fundamental! A defesa da liberdade feminina e da legitimação da nossa real existência – e não de uma existência permitida – deve ser sempre uma bandeira. Eu não sou coadjuvante de ninguém.

Não me coloco como objeto sexual, mas como sujeito! Participante legítima de um processo de mudança interno e que pode, através desse relato, fortalecer outras mulheres a romperem com a máscara da boa moça de família.

Estou sempre atenta aos meus amores, sou carinhosa com todos e não restrinjo toques ou carícias. Em relação aos outros homens sem rosto, a observação se limita a averiguar se a camisinha está bem colocada, e também outros cuidados de saúde do gênero, extremamente necessários em dias atuais.

Uma amiga me contou um evento preocupante que aconteceu com ela em uma das surubas. Ao fim de uma relação, ela tocou o sexo do cara e percebeu que ele estava sem camisinha. Ele afirmou que havia retirado naquele momento. Ela ficou apavorada. Então acho importante sempre estar acompanhada de amigos que vigiem a conduta dos caras para que isso não aconteça, entendendo sempre que sexo envolve riscos, mesmo o seguro.

Outro amigo me contou que foi convidado para uma *gangbang* e, ao ver a atitude grosseira e animalesca com que alguns homens disputavam a vez, brochou e nem se animou a participar. Orgia não é para qualquer um! Não é para quem é machista e retrógrado. É preciso selecionar bem quem pode entrar na festa.

Mesmo em situações mais arriscadas, sempre estive sob os cuidados de meus amigos. Não deixo rolar qualquer coisa. Assumi minha curiosidade e segui em frente nos meus ideais de liberdade. Envolvi-me na proteção vigilante dos que me amam.

A percepção e empatia são características que se tornam evidentes em mim com as pessoas por quem tenho carinho. Busco tratar todos os seres humanos com respeito. A atenção que tenho com minha integridade física é a mesma que tenho em outras atividades sociais que exigem perspicácia, inteligência e visão crítica. Acho inadmissível que zombem ou que não tolerem uma busca sincera e honesta. Sou uma voz dissonante que exige seu espaço na literatura erótica e confessional. Não admito que tentem me invalidar com olhares apoiados em "verdades consagradas" sobre as mulheres, nem que tentem questionar a minha sanidade mental. Toda voz dissonante é abafada por olhares incrédulos de machistas preconceituosos que têm medo de se ver numa posição desconfortável para seus falos insatisfatórios. Ou somos abafadas pelas próprias mulheres que temem perder o micropoderzinho que conquistaram em solo masculino.

ROSTOS

De todos os rostos que conheci na *night*, aquele que eu nunca tocara se destacou para mim numa rua de Ipanema. Lembrava alguém... Não sabia se o conhecia de alguma suruba ou se em outra ocasião. Todos os homens que peguei na noite se tornaram pinturas sem rosto, corpos sem forma definida. Bichos selvagens. Fantasmas, alienígenas, vultos saídos de Hades. Homens que metiam pegando bem na minha bunda, me acariciando até o pescoço, a nuca encharcada de suor. Um corpo contra outro corpo. Sem necessidade de explicação.

Engana-se quem pensa que essa busca parte de alguma insatisfação (não que não possa existir insatisfação), mas reduzir uma busca existencial maior é se igualar à massa de iletrados e sem noção. Não acho, óbvio, que seja uma busca de todos. Acontece que desconfio de quem busca soluções milagrosas em manuais para questões de ordem mais complexa, tais como o sentido da existência e as razões internas de nossos desejos.

O fato de meus casamentos serem sempre harmoniosos e com homens liberais é algo que considero um mérito meu, só faço escolhas que me proporcionem prazer e não restrições, só tenho atração por homens interessantes, intelectualizados e seguros quanto à sexualidade.

A maioria dos homens não teve rosto para mim, apenas sexualidade. Paradoxalmente, um homem que me impressionou pela beleza clássica, me deixou uma lembrança assexuada. Fred foi o homem mais bonito com quem fiquei, casado, sempre se sentindo culpado pelo nosso laço. Devo confessar que ele era frio na cama. Um jeito gelado de ser.

O casamento terminou em barraco entre ele e a mulher, no tribunal, disputando uma fazenda no interior de Minas. A esposa alegava que ele tinha caso com todo mundo, até com homens, e ele alegava em *off* que ela saía com graúdos de uma emissora de TV. Uma baixaria.

Mantenho contato com muitos com quem fui para a cama. Não sou dessas que come e joga fora. As amizades são preciosas para mim e não costumo descartar alguém só pelo fato de ter saído com a pessoa. Ajo com a mesma naturalidade. Não crio distinções. Nem me sinto impelida a descartar quem seguiu outra vida. Muitas mulheres de meus ex-casinhos se tornaram minhas amigas.

O rosto é a primeira impressão que temos do outro. Os olhos são a janela da alma. Olhar tudo com olhos de criança é uma arte. Penso que a sabedoria reside em não julgar nada. Aquilo que você acha correto pode, daqui a cinco anos, ser tudo que você mais detesta. As "verdades" são mutáveis, e isso é natural. O crescimento traz a única certeza de que as coisas, pessoas e opiniões são transitórias.

Um rosto adquire muitas outras formas de se manifestar ao longo dos anos. Rancores, amores e bom humor mudam a pessoa de modo que ela possa ficar irreconhecível. De fato, eu não me apego à forma física das pessoas, todos mudam mesmo que eu não acompanhe essa mudança passo a passo. Esqueço também com a maior facilidade o que julgo positivo para minha eterna face de criança descobrindo o mundo. Eu não olho para ninguém nem olho muito para mim. Esse é o segredo da minha felicidade! Quando olho, procuro olhar de forma global e não detalhada.

Termino essa reflexão com uma frase do Bhagavad

Gita, linda e bastante significativa: "Aquele cuja felicidade é interior, que é ativo e se regozija dentro de si, e cuja meta é introspectiva, é de fato o místico perfeito. Ele libera-se no Supremo e, por fim, alcança o Supremo".

PURO ÊXTASE

Minha experiência na web série Puro Êxtase, idealizada por Luiz Cardoso e Pedro Paulo Vieira Diniz, foi um capítulo interessante nas minhas incursões no universo do erotismo na internet. Uma cena no limite do pornô, pois, aos moldes de *Blow Job* de Andy Warhol, os cineastas procuram retratar de modo fiel as reações de uma excitação sexual sem que o espectador possa identificar o mecanismo estimulador. No meu caso, Alexandre foi o responsável por me induzir ao orgasmo através de sexo oral e, eventualmente, com um pequeno vibrador de mão.

A proposta era que eu colorisse figuras para adultos enquanto era masturbada diante dos olhos atentos da equipe da série. Essa foi uma das dificuldades a vencer. O desejo exibicionista de ter meu orgasmo filmado imediatamente foi abafado por uma timidez irrefreável. A verdade exposta pelas expressões do nosso rosto no momento do êxtase é reveladora demais e uma invasão sem igual. É um sentimento controverso ter de esconder e ter de revelar uma expressão tão íntima para estranhos. Algo muito diferente, que aos poucos me tomou num desejo louco de me superar como se eu estivesse batendo um recorde.

Enfrentamos uma gama de dificuldades para realizar esse desejo. Meu marido lá embaixo se esforçava para extrair de mim alguma resposta. A princípio usamos o vibrador para dar uma adiantada no processo, mas ele não era daqueles superpotentes e o efeito foi o contrário – a língua era mais gostosa. A língua seria mais gostosa de qualquer maneira numa situação mais a dois, só que ali nós precisávamos urgentemente de uma resposta que não obtivemos, pois eu me perdia em gargalhadas sem fim. Tudo era muito engraçado e absurdo. E se tornou uma cena de comédia pastelão quando acabou a pilha do pequeno dispositivo. Lá ia Alexandre, o dedicado marido, a se esmerar no sexo oral do século. Foram cinquenta minutos de lambeção, metade dos quais editados por razões mercadológicas.

Alguém pode se perguntar: "Para que se submeter a uma experiência que cai nas raias do sensacionalismo?". Só vai se perguntar quem for inocente o suficiente para acreditar que a minha fragilidade aparente na cena obscurece o fato incontestável de que eu sou megavaidosa. Porém, meu senso crítico exacerbado não me permitiria, naquele momento, revelar uma atuação falsa de filme pornô ou sensual-erótico para não cair na breguice ou na impressão equivocada que uma expressão feia ou excessiva para a câmera pudesse causar no espectador, pois aquela seria a minha expressão de orgasmo definitiva impressa e imortalizada nos anais da internet.

Meu espírito delicado foi desmascarado naquele episódio. Os gemidos captados pelo microfone acoplado ao meu vestido foram algo que também fugiu ao meu controle, pois ao longo do processo todo eu simplesmente me esqueci dele – o que o corpo retesado queria camuflar foi explicitado pelos sons que o pequenino microfone captou. A respiração ofegante chegou a ser constrangedora de tão excitante, os bicos dos seios duros, as reações do corpo deixaram o gozo evidente.

Um orgasmo múltiplo em público. Foram cinco picos de excitação que levaram ao último e maior de todos: um gozão. Lógico que eu poderia ter gozado bem mais discretamente (a cena é bem discreta para os amantes do pornozão clichê cheio de "estilizações de orgasmo", discreta até demais), mas, diante de uma situação obviamente desconfortável psicologicamente, onde o tabu é quebrado e nosso limite testado, penso que me desenvolvi de forma clara para quem já viu ou teve um orgasmo. A diferença entre mim e as pessoas comuns é a seguinte: elas não se educaram para atingir o orgasmo. O corpo da massa não vibra. Um amigo filósofo redigiu um lindo texto sobre isso ao ver o meu orgasmo filmado. A massa é deseducada para o trabalho, para ser manobrada, manipulada, não para ter prazer. O prazer feminino é combatido duramente. Caso a mesma cena fosse protagonizada por um homem, ele seria elevado à condição de herói.

Por outro lado, o programa também experimentou com homens, e a produção me disse que eles têm muita dificuldade em manter a ereção. Talvez isso se deva ao fato de que o homem comum não esteja acostumado a ser objetificado nem um pouco e a invasão do espaço sagrado do gozo seja um momento de verdade absoluta que não pode ser violado. Nós, mulheres, de certa forma sempre "gozamos para alguém". Mesmo que seja um gozo verdadeiro.

AMORES LIVRES

A experiência que tivemos com João Jardim e sua cuidadosa produção no documentário *Amores livres*, no GNT, sobre relações não monogâmicas, foi surpreendentemente bem recebida socialmente. Muito disso se deve ao olhar carinhoso que o cineasta teve com os casais diferentes.

Poliamor, casamento aberto e orgia não são temas banais nem fazem parte do cotidiano da maioria, mas são realidades muitas vezes mais honestas e até mais felizes do que aquelas entre casais que vivem uma aparente monogamia, mas que se veem insatisfeitos seja pela traição do parceiro, seja pelo marasmo que as relações familiares podem gerar. Julgo que seja um trabalho importante até para aqueles que tenham relações monogâmicas felizes.

Meu marido não sentia necessidade de fazer um panfleto de nosso estilo de vida. Eu tinha. Ele encara as coisas de outra maneira, talvez porque tenha tido uma vida mais linear e sem grandes desafios dentro da família. O seio familiar em que nasci é para lá de desafiador, pois minha mãe sempre quis ser o centro das atenções e eu simplesmente ignorava seus desejos de centralização. Sempre fui mais eu. E me escondia numa aparente vida comum sob a máscara do silêncio (ainda que discordante), mas o fato de ser mulher me obrigou a me posicionar, já que eu jamais concordaria em me submeter a viver uma vida dentro dos padrões estabelecidos por meus pais.

Eu tentei vestir a fantasia da moça perfeita, ao mesmo tempo viver o que eu queria e fingir para a sociedade que eu era de outro jeito ou simplesmente ignorar as pessoas chatas. Mas o problema das pessoas chatas é que elas não se contentam com uma atuação em festividades ou em casamentos e batizados; elas querem provas concretas de sua adesão a um time pelo qual sentem que você, no fundo, no fundo, não torce. As respostas ao programa foram as mais diversas, muitos se chocaram, disseram que amor verdadeiro não incluía "putaria". Ora, a base mais romântica do amor é feita de muita atração e sexo. A paixão se realimenta de novos fatos instigantes. Quem não sabe disso é criança ou recalcado. As pessoas têm problemas sexuais não assumidos. Desejam e sentem raiva do objeto de desejo, pois se sentem diminuídas. A tristeza das pessoas não tem fim. Recorro a Cioran: "Todos os seres são infelizes; mas quantos o sabem?".

PERVERSÕES

"Você vai dar para dez e não vai nem tomar banho entre uma transa e outra", Juan sentenciou na sessão de sexo de hoje. Ele organizou uma fila de atores amigos e amigos dos amigos para me comerem um a um e que eu desse nota diferenciada para o pau e desempenho de cada um deles. Para aguentar, estabeleci que a foda não fosse até o final. Não queria um bando de homens gozando em mim. Eu iria experimentar os carinhas e depois daria a nota quando pedisse para saírem de mim. Juan tomava conta do tempo e anotava minhas impressões sobre cada um deles.

Essa nossa proposta fez com que a fila de ontem ficasse enorme, pois um amigo contou para o outro e eu virei a avaliadora oficial de paus inseguros. Quando o cara vinha se achando, eu avacalhava só de sacanagem e dava nota ruim. Na verdade, é muito difícil avaliar esse tipo de coisa com um monte de gente pressionando e de forma isenta. O cheiro, o toque, a bombeada, o tamanho, as posições, tudo é importante.

Eu tenho minhas preferências particulares e não me apego às preliminares; quero saber se pelo menos o papai e mamãe vai ser bem-feito: bem encostadinho. Em resumo, é isso. Meu padrão de avaliação não é cruel, mas, por ser excessivamente simples, vejo que para alguns homens sou uma brochada, algo que me agrada muito.

Quando começou o ritual, Juan fez um círculo de mijo à minha volta, uma de suas superstições. Ele disse que eu deveria me abrir para o novo e que deveríamos incluir a criatividade dos nossos convidados na avaliação. Eu o enchi de perguntas: "Ok, o que vamos permitir que façam?", "Eles vão me comer de quantas formas?", "Vou ficar com o rosto melado de porra?", "Eles vão poder cagar em mim?", ao que ele respondeu: "Sim, e você vai lamber o cu cagado deles". Caímos na gargalhada.

O dia foi assim: cheio de homens, cheio de surpresas. Teve um gordão que surpreendeu; ele tinha um pau torto bem gostoso, que encostava no meu ponto G. Ou foi apenas o frenesi de dar para um homem esquisito e cheio de tatuagens que me fez dar nota 10 para ele. A única do dia. O resto não passou de 6.

Os homens comuns ficam intimidados com esse tipo de proposta. A maioria aceita achando que as coisas serão de um jeito mais idealizado. Na hora de uma explicitação desse gênero não há onde se esconder nem onde se apoiar. As máscaras caem e a superexposição é gritante.

Na fila, alguns brocharam só de ter de esperar a vez do outro. Eu não ajudava, fazia cara de tédio e de fastio. Juan sempre me estimulava a ser mais e mais escrota com todos eles, isso era parte do jogo que estabelecemos.

As pirocas não entravam direito, estavam incertas, algumas meio flácidas e tímidas. Eu dispensava o cara sem dó. Num dado momento me virei de quatro e um taradão queria aproveitar para furar a fila alegando que aquela posição era sua preferida.

O dia de hoje foi um tanto sem glamour. As festas são muito mais espontâneas. Além disso, não gosto de clima de terror e de ter de "dar nota" para alguém. Pode ser que eu não tenha a generosidade de querer ensinar, pode ser que eu queira tamanha sofisticação do ser masculino que já detone os que não me agradam de cara.

O ponto alto do dia foi quando um deles veio todo desengonçado para perto de mim e perguntou: "Meu pau é pequeno?". Eu respondi: "Sim, é pequeno". Declaração que foi seguida por uma gargalhada geral. Fiz que não entendi e disse que os grandões também não me agradam. "Quem tiver mais de 20 cm pode sair da fila."

Para garantir que quem tivesse 20 cm ou mais fosse eliminado da fila para me comer, Juan muitas vezes dava uma ajudinha tocando uma punheta ou dando uma chupadinha para na sequência pegar a fita métrica e medir o dito cujo dos moços. Nenhum deles reclamou.

AMASSO

Sobre ontem, conheci um novo amigo. Desde o mês passado estávamos planejando o melhor dia e lugar para o nosso primeiro encontro. Costumávamos conversar pela internet e senti que tínhamos ótima sintonia. Ele me disse que lera meu livro e que desde então me acompanhava na mídia e curtia meus *posts* nas redes sociais. Fiquei lisonjeada, mais ainda por saber que ele gostava de arte e tinha um gosto bastante refinado para literatura.

Combinamos num café/livraria em Higienópolis. Ao chegar, me deparo com um homem careca vestido de terninho preto e óculos folheando um livro sobre Andy Warhol. Era ele. Para minha surpresa, ele correspondeu a tudo que passava pela web, uma pessoa muito simpática, educada, aproximadamente 40 anos, esguio, culto.

Não costumo marcar encontros com estranhos estando sozinha, mas esse foi um encontro ótimo, sutil e nada explícito. Nem ele se insinuou. Apenas deu a entender que estava disponível para transar caso eu me sentisse à vontade. Eu não estava nessa *vibe* de transar com ele. Apenas queria conversar e conversar e conversar.

Ao contrário do que muitos podem pensar e até do que este livro pode sugerir, não sou uma pessoa que sexualize o tempo inteiro. Cada momento é um momento. Eu me acho até bem antissexual.

Ele joga tarô e fez um jogo simples para mim. Eu adoro cartas e esse tipo de jogo adivinhatório. Os prognósticos eram auspiciosos. O ano seria sensacional. Pedimos champanhe para comemorar. Tão bom encontrar gente em sintonia e que não força a barra.

E assim encerramos o encontro. Depois de muitas conversas e com um beijo estalado ao som do John Legend e as estrelas por testemunhas. Ele insinuou que era muito gostoso e que eu deveria algum dia experimentar. Fiquei com gosto de quero mais. Realmente, ele tem um corpo estupendo e um rosto de menino. Que mulher não sucumbiria?

LITERATURA DE BORDEL

A elaboração do vídeo para o programa piloto *Literatura de Bordel* do site X-Plastic (pornografia alternativa) teve por intenção homenagear grandes clássicos da literatura universal pelo viés erótico das obras. Em um momento, minha bela parceira de cena fazia Madame Bovary, enquanto eu, caracterizada de homem, a tomava nos braços em referência à famosa passagem na carruagem.

O diretor Roy Loui Di Paul tomou a habilidosa decisão de me vestir de homem na maior parte das cenas, escolha que fez a situação ser mais confortável para mim. A oportunidade de me ver numa situação sexual diante das câmeras me assustou um pouco. Era mais uma cena erótica e suavemente sensual, algo que não me causaria tanto medo se fosse veiculada em uma grande emissora de TV, mas me deixou apreensiva por se tratar de uma produtora de pornografia.

A possibilidade de me esconder numa personagem me permitiu uma entrega maior nas cenas, que fluíram sem nenhum problema. Os movimentos sensuais e as simulações de sexo foram dando um ar mais apimentado, até que, quando chegou a parte sobre Safo de Lesbos, já estávamos bem aquecidas. Somente o balanço de nossos corpos em consonância um com o outro, o calor da pele e as respirações nos fizeram encostar mais e mais uma na outra. Uma permissão socialmente mais aceita para a pegação que se deu, pois estávamos numa cena representada e, portanto, uma possível excitação não seria constrangedora.

Fiquei molhada com o vem e vai de nossa colação de velcro falsa por cima da calcinha. Acho que ela percebeu e chupou os meus mamilos, algo inesperado e que não recusei. Ao contrário, retribuí no mesmo espírito descolado. Uma cena pornô disfarçada? Uma hipocrisia desnecessária da minha parte? Confesso que não sei o que concluir. Penso que foi uma ousadia permitida. Não dá para ignorar que estamos em um país de Terceiro Mundo muito preconceituoso.

A cena de BDSM me causou muito prazer. Talvez por se tratar de uma encenação de sadismo, em que eu torturava uma mulher submissa, eu tenha ficado mais à vontade ainda por ter feito o papel do homem na maioria das cenas. Nessa última eu era mulher dominadora, mas a minha masculinidade já estava devidamente provada a essa altura. Uma encenação não causa medo, a realidade, sim. BDSM de verdade não é para qualquer um; ter um orgasmo verdadeiro em público também não.

Toda forma de arte nos protege por mais que a gente se entregue e chegue ao limite entre a sanidade e a loucura. Se estivermos sob o véu protetor da mimésis e não do fato real jornalístico, estaremos sob o escudo da simulação, e ele sempre nos envolve com sua bênção de sacralização.

PORNOLÂNDIA

"Sensualizando gratuitamente" – essa foi uma das definições para a minha cena sensual para *Pornolândia* (programa apresentado pela musa da pornochanchada Nicole Puzzi). Explico: eu estava sozinha em cena e achei que isso pudesse ficar esquisito para quem visse o vídeo, algo gratuito, com a única motivação de sensualizar para alguém não presente fisicamente. Ou seja, uma sensualização para a máquina, a câmera e seu olho mecânico. Ideia totalmente equivocada. A sensualização, sem maiores explicações, fica bonita aos olhos de quem vê. Basta lembrar as fotos de ícones sexuais em poses que podem ou não fazer referência aos filmes que protagonizaram. O intelecto humano aceita a sensualização como mais uma convenção interessante.

Divas com olhos semicerrados e cabelos ao vento são sempre signos de atração. No meu caso, eu estava nua em uma piscina e fazendo movimentos com os pés na direção da câmera, o que atraiu podólatras do Brasil que viram o episódio e encararam como homenagem. Eu não tive uma intenção clara, segui apenas o que senti que deveria fazer, aquilo que me deixava confortável e parecia gostoso de se ver.

Os seios desnudos ultrapassando a margem da água na direção da câmera, a leve brisa a tocá-los e os pelos do sexo expostos à visão através da transparência das águas azuis da piscina causavam uma sensação de moleza e de uma possibilidade de beleza estética que eu não tinha experimentado. Talvez em razão de que, dentro da água, o peso e a forma do corpo sejam esquecidos, permitindo maior naturalidade de movimentos.

IRMANDADE DO SEXO OU QUEIMANDO SUTIÃS

Nas festas e nos encontros, o que acontece é uma verdadeira irmandade do sexo. Nunca senti nisso uma degradação, o sexo na minha visão é uma escolha e não algo esporádico que é feito para estabelecer relações eternas. A ideia de tornar o sexo um exercício do cotidiano era algo que tanto eu quanto meu marido e amigos tínhamos em comum antes mesmo de nos conhecermos. Algumas pessoas respeitam tanto as leis sociais que não têm desenvolvimento psicológico normal e ético, abafam a química real para viver historinhas enquadradas que contam com o apoio da família. São pessoas sem coragem de estabelecer relações que só dependam da harmonia verdadeira do casal e não do olhar de aprovação dos outros.

Não dá para acreditar no modo de vida das pessoas desinteressantes. Tudo em mim adquiriu com o tempo características panfletárias pró-liberação sexual. Aboli o sutiã e muitas vezes não usava calcinha também. Segui o conselho de uma amiga que não gostava desses acessórios e me influenciou.

O que aconteceu é que o peitinho solto sob a camisa se tornou uma tara a mais para meus admiradores. Não "queimei sutiãs" para seduzir, apenas queria me livrar de uma imposição social. Também dispensei a calcinha, não curtia a estética rocambolesca de trajes de renda. Cheguei a usar cuecas por achar mais charmoso e valorizar mais o conforto do que a delicadeza das roupas femininas.

Meu desejo de simplicidade incluía a total falta de interesse em como chegar de maneira mais "socialmente aceitável" nos homens e mulheres. Nunca gostei de receitas de sedução ou de manuais para impressionar. Acho que cada um deve ser impressionante da maneira que quiser e se quiser. Minha intenção nunca é impressionar. Seria eu a maisególatra das mulheres? Ou isso é um sintoma de autoestima forte?

UMA ODISSEIA EM SÃO PAULO

"Em nenhum lugar do mundo se faz uma putaria como se faz em São Paulo" – essa frase foi proferida por um amigo muito viajado que atualmente vive entre o circuito Paris – Nova York – Londres.

Com a publicação de meu primeiro livro *Aventuras sexuais de Nalini N.* – uma odisseia em São Paulo, sofri discriminação. Foi muito difícil achar até quem divulgasse o trabalho; alguns jornalistas me confessaram temer por seus empregos. Outros tratavam a minha proposta artística com descaso ou piadas infames.

Alguns formadores de opinião importantes me apoiaram imediatamente. O grande diretor Gerald Thomas, o engajado músico Tico Santa Cruz, a comprometida apresentadora Bianca Jahara e o político socialista Jean Wyllys me acolheram de cara. É importante para o nosso país que tenhamos vozes que possam defender os ideais libertários e que não coadunem com o reacionarismo e conservadorismo.

Ao ser associada com um livro pornográfico de aventuras pessoais, alguns amigos se afastaram e amigas fizeram uma barreira para não ser mais aceita em grupos que eu frequentava. Não eram pessoas mencionadas nas histórias, simplesmente tiveram uma reação de choque e preconceito. Como se minha pessoa, a partir de tais confissões, fosse uma vilã vulgar.

Recebi também muitas propostas que incluíam desde novas orgias até ser puta de luxo. Não aceito proposta nenhuma. Não estou disponível. Só me relaciono com quem é do meu círculo.

A afirmação da minha beleza física me envaideceu,

devo confessar meu narcisismo. Nunca tive vontade de afirmar minha inteligência a ninguém, não guardo recalque de ser confundida com alguma garota bonita e burra. A certeza de uma latente genialidade alimentada pela minha mãe me tornou uma pessoa segura pelo menos em relação ao intelecto.

O peso de uma adolescência cheia de espinhas já deixara sua marca imperceptível na minha personalidade *gauche*. A predileção por me misturar no todo indiscriminado da suruba é reveladora de tal fragilidade. A delicadeza e naturalidade com que me tratam são *sui generis* e talvez inexista em grande parte dos relacionamentos tradicionais.

Nem todas as surubas no Brasil são assim. Falta a alguns homens a noção de liberdade plena. Tem homem que está na orgia e cria compartimentos mentais para nos classificar ainda como moças de família, moças para casar ou putas. Transam meio de longe para "não se envolver" e por aí vai... Isso é fruto de uma péssima educação burguesa para o gado. Fruto de imaturidade e de fantasmas preconceituosos alimentados no coração ao longo de anos. Uma visão que resume o sexo a uma atividade de profissionais e não de pessoas comuns.

Não adianta fantasiarem pensando que eu vou me utilizar de técnicas de pompoarismo milagrosas. Eu não sou profissional do sexo. São carícias mútuas e conexões espontâneas que vivo. São homens e mulheres de quem gosto de verdade ou pessoas legais com quem transo para experimentar uma nova sensação.

Admito, não sou uma mulher que gosta de se doar. Eu sou uma deusa, gosto de receber e de ser idolatrada, não por qualidades que eu possa oferecer a alguém, mas simplesmente pelo fato de existir.

ELEVADOR

Dia desses, resolvemos anarquizar num elevador: eu, Alexandre, Juan, Akira e Margot (respectivamente, o namorado e a namorada de Juan). Era um tal de tirar a roupa estranhamente, e Juan igual a um psicopata tentando catar as roupas para deixar o espaço organizado. Margot tirou tudo e abriu a braguilha de Alê, eu beijei Akira, mas não tínhamos tempo para romantismos como Juan fez questão de frisar: "Vamos logo com isso, galera, senão esses filhos da puta da burguesia vão chamar a polícia!" – a gente caiu na gargalhada.

Margot é um tipo de mulher que não raspa a axila, usa cabelo *blackpower*, tem a pele clara, é muito estilosa, chama a atenção pelo porte elegante. Akira, o namorado japonês de Juan, também é lindo, alto, magro, com longos cabelos lisos até a cintura. Juan faz um contraponto com sua aparência de homem comum, *latin lover*, moreno jambo e cabelos lisos caindo no rosto. Um trio interessante.

Eu e Alexandre contrastamos com eles. Juntos, temos uma aparência de casal careta. Ele é absolutamente tradicional no vestir, está sempre trajando cores sóbrias, enquanto eu faço uma linha mais étnica, com cores fortes, amarelo de Van Gogh, vermelho oriental, dourado, preto e muita maquiagem. Junto com nossos amigos, todos nós adquirimos ares ultramodernos.

Não sei se tais eventos extraordinários acontecem por nossa profunda vontade de avacalhar o *establishment*, ou se, de fato, constituem uma busca sincera por conexões sexuais fortes. Tudo adquire um tom de algazarra e não de sexo propriamente dito. O calor humano ali era o que mais importava – nossa união de amizade e afetividade.

Quando Juan começou a chupar Akira, acho que Alê se chocou e eu estabeleci com Margot um elo para "cuidarmos" dele, intercalando um boquete de duas bocas. A homossexualidade masculina é muito chocante para os homens heterossexuais. Para mim, ver um cara chupando outro é excitante, mas devo reconhecer que é algo que sai do campo das visões que as pessoas comuns acham sensual.

Tivemos sorte nesse evento; os elevadores atuais estão cada vez mais fiscalizados por câmeras. Uma amiga me relatou que junto com a namorada foram pegas dentro de um elevador que demorava um pouco para chegar ao andar. Chuparam os peitinhos uma da outra, masturbaram-se mutuamente, abriram a bunda para meter o dedinho enquanto a outra lambia bem o clitóris da amiga etc. etc. etc., até que perceberam o olhinho da câmera quietinha filmando tudo.

Conheci um homem que descia e subia escadas somente com o intuito de não encontrar uma câmera que o identificasse, nem esbarrar com algum chato vigilante. Acho válido que a gente se esconda dos chatonildos de plantão. Até que ponto essas câmeras não servem só para vigiar e punir quem sai do rebanho? Falo em relação aos prédios residenciais. Até que ponto a questão da segurança pessoal não implica numa perda de privacidade e liberdade comportamental? Estamos vendendo nossa privacidade em prol da segurança.

A mística dos elevadores captura algumas pessoas em especial. Certa vez, eu e uma amiga ficamos presas em um elevador que começou a cair. De repente, parou bruscamente e, em seguida, fomos os três – eu, ela e o elevador – catapultados sem qualquer explicação. A máquina subia com tamanha aceleração que parecia cena de desenho animado cujo final se desenrola da maneira mais óbvia com o compartimento explodindo para fora do prédio. Isso não aconteceu. Enfim, o elevador parou novamente e nós mesmas abrimos a porta de metal ajudadas pelo nosso frenesi. Qual não foi o nosso desespero quando descemos as escadas e o número dos andares não batia com o número indicado pelo elevador. Foi um momento muito estranho e fora do normal. No térreo, o porteiro e a faxineira, calados, agiam como se fôssemos invisíveis – pareciam olhar através de nós. Pronto. Isso foi um prato cheio para pessoas sugestionáveis como nós duas. Tivemos certeza de que tínhamos morrido.

Depois demos belas gargalhadas disso; tudo tem uma explicação lógica e palpável. O próprio porteiro esqueceu de colocar uma placa avisando que o elevador estava em manutenção. Quando os funcionários da empresa de manutenção estavam no poço consertando alguma coisa, notaram que a gente apertou algum andar e nos catapultaram para não serem esmagados. A catatonia do porteiro se deveu ao fato de saber que havia gente no poço e que ele mesmo não colocara o aviso. Nós soubemos disso, mas são coisas que podem acontecer e impressionam pela quantidade de coincidências que levam a conclusões equivocadas.

Em elevadores, eu vivi experiências interessantes e até glamourosas. Recebi um buquê de rosas num elevador antigo que tinha porta pantográfica. Num outro, transei amassada na parede amarronzada com as pernas apoiadas em torno do quadril de um amante. Em outro episódio, eu me despi dentro do elevador e uma amiga ficou louca de tesão. Noutro, ainda, flertei com um travesti dentro da cabine, no coração de Copacabana.

Num elevador panorâmico, dei um longo beijo em Alexandre. Nossos corpos se encontraram quentes e nos enlaçamos num amasso gostoso até que o arrepio dos meus pelos dos braços me fez tocar a nuca dele e ele tomou a iniciativa e me agarrou. Um beijo que durou minutos, talvez. O frio na barriga, potencializado pelo meu medo de altura, foi acordado e aumentava a dupla sensação de temor e tesão com a visão da paisagem exposta pelo vidro do elevador.

AMOR E SEXO

Quando fui convidada para participar do programa *Amor e Sexo* com Fernanda Lima, na rede Globo, eu já estava quase terminando de reunir todo o material do meu diário. Qual não foi minha surpresa ao reencontrar o Antônio Amâncio, roteirista, que eu conheci por intermédio do cineasta Lírio Ferreira, de quem sou amiga.

Os bastidores foram extremamente instigantes, com dinâmicas que as produtoras do programa nos propuseram na hora. A equipe atenciosa de maquiadores, cabeleireiros e figurinistas também foi cem por cento responsável por nos deixar bem à vontade e seguras para o game que iria para o ar. Uma proposta para lá de ousada: casais formados num baile de carnaval no centro do palco entrariam numa cápsula em formato de banana para transar (ou apenas conversar). Dentro da banana iam camisinhas que um anão vestido com uma película de látex em formato de camisinha depositava lá antes da entrada dos participantes.

A princípio, todos que participaram estavam disponíveis para a pegação. Inclusive eu, que escolhi uma participante e não um rapaz, como era o esperado. Isso não foi ao ar até porque o jogo acabou, outros quadros vieram e ficamos sem saber se um beijo gay geraria muita revolta nos espectadores que já iriam se confrontar com a sugestão de sexo ao longo do programa. Um casal transar no ar talvez seja muita ousadia, um casal gay talvez fosse uma provocação ainda maior.

Eu e a outra participante não entendemos nada, mas, apesar de termos ficado tristonhas com a impossibilidade do nosso panfleto gay se desenrolar com naturalidade, curtimos bastante os novos amigos e contatos profissionais que fizemos. A TV brasileira não deve muito à japonesa, com seus games sensuais e engraçados de jovens tocando punheta ao vivo, ajudados por moças que disputam o primeiro lugar: quem gozar primeiro leva o prêmio!

Uma zoação sem limites? Uma falta de vergonha? Não sei. Não vejo por aí. Penso que a naturalização do sexo para a massa pode trazer coisas boas, como diminuir o fetiche do proibido e propagar um sexo mais livre. É tranquilizador viver numa sociedade em que não existam tarados à espreita de jovens inocentes e virginais para serem presas de violentos psicopatas.

A fantasia que *Amor e Sexo* propôs foi a de um casal transar em público, porém com o véu que uma divertida banana trazia encobrindo a sacanagem. Uma banana que representa tanto o falo quanto a carnavalização de uma moral hipócrita e cheia de rancor. Uma banana para o preconceito!

FEMINISTA

A classe média tem forte tendência a ser ridícula. A classe média é mais prostituída que as garotas de programa – substituem o desejo real pelo desejo de adequação à norma social, já diziam os alunos de filosofia.

Recupero aqui um discurso batido dos anos 1970, mas é claro que não se trata meramente de uma classificação de pessoas pela sua remuneração. A associação com a dita classe social existe, sim, porque, nessa situação, o sujeito não está seguro como os "ricos", que têm muito mais a perder do que os "pobres". O medo de perder o que têm é a chave. Mas os ridículos existem em todas as classes sociais. É, então, nesse sentido que uso o termo "classe média", assim chamada pela mediocridade de seus valores éticos e não de suas contas bancárias.

Os elementos formados e formatados por essa classe média são preconceituosos, burgueses ao extremo, são conservadores e degradam o sexo. Então, o que temos é um festival de relações sem química. Homens que transam se olhando no espelho. Mulheres que não gozam pela penetração, apenas pelo sexo oral e depois se deixam penetrar para o cara ejacular. O nome disso é objetificação da mulher, pois a penetração ocorre apenas para o gozo dele e não para o dela. Os homens médios já se acham heróis quando chupam uma boceta. A mulherada goza assim e eles metem.

Eu sempre exigi qualidade no sexo, então os homens se sentem cobrados no desempenho. Eu quero gozar com o pênis bombeando! É assim que, apaixonados ou não, um homem e uma mulher adultos e heterossexuais deveriam experimentar gozar: juntos, com o pênis bombeando e ele gozando depois dela (ou ao mesmo tempo). Foda-se o politicamente correto. Eu vou falar a verdade abertamente. Os homens não sabem foder e deveriam ser ensinados. Deveriam se adequar aos padrões das mulheres de maior inteligência sexual e não ficar fodendo sem ninguém gozar, apenas ejaculando em bocetas mal fodidas. Deveriam ser instruídos desde crianças. Um homem não é aquele que paga contas caras em restaurantes, um homem é aquele que tem caráter. E ter caráter não é dar uma de bonzinho...

Homens da classe média: eu sou a sua pior inimiga! Nem adianta dar uma de "carinhoso" e ser careta. Não, vocês não me enganam. Eu quero ver vocês fecharem uma relação por química sexual real. Eu não sou criança e nem da massa de manobra.

A galera está muito mal desenvolvida. O povo humilde, sem instrução, muitas vezes está melhor, pois naturalmente sabem fazer sexo. O ser humano sabe naturalmente fazer sexo. A educação média é que trata de deseducar. Trava as pessoas. É um bando de mulher se objetificando e se deixando penetrar para um homem ejacular. Não exige o mínimo de desempenho com cuidado e malemolência. Padrões que menciono para relações heterossexuais. Não exijo isso de gente velha que já transou à beça (ou não). Falo para os jovens. Dá pena ver essa galerinha pagando mico. Elas desconhecem o próprio corpo, e eles, o corpo delas. A maioria dos homens é ridícula. As lésbicas gozam todos os dias e não se objetificam para "agradar" nenhum homem; suas transas são relações sexuais de verdade e bem realizadas.

É constrangedor ver hordas de mulheres comprando

livros de autoajuda que ensinam "como segurar marido" ou "como pagar um boquete" para agradar homens e convencê-los a não saírem com garotas de programa.

Sei que parece um capítulo desnecessário, mas não resisto de vez em quando à militância!

TROCAS DE CASAL

Certa vez, eu e Alê fomos encontrar um casal de leitores meus; o marido era meu fã e me apresentou à esposa fotógrafa, que passou a me curtir e acompanhar minhas publicações na internet. Depois de vários chopes, seguimos para nossa casa num bairro distante no Rio, onde outros amigos nos esperavam nus na piscina.

Pela expressão dos dois, pude perceber que nunca tinham visto uma festa tão liberal, mas ela me confidenciou que era bissexual e que eles pagavam garotas de programa de vez em quando. Mas que o marido era muito exigente e brochava caso a moça errasse o português, revelação que foi seguida pelas nossas risadas.

Resolvemos ir para a banheira que imita um estilo de ofurô, mas onde todos couberam juntinhos. Nossos novos amigos se desinibiram. Os homens deixam bem evidente seu entusiasmo. A água quente naquela noite gelada foi acolhedora. Uma suave fumaça do calor se misturava e esbranquiçava tudo.

Marcelo e Ana eram nossas novas conquistas, a sensação de poder sobre eles me excitava. Ele confidenciara que só ficara com ela por minha causa, pois ela era feminista e liberada como eu e concordava com minhas ideias, revelação que me envaideceu na hora.

O séquito de adoradores já se prostrava de pé ao nosso redor e de arma em riste, com os paus duros. Uma visão que por si só já era excitante o suficiente. Alexandre providenciara essa surpresa para nossos convidados. Parecia um cenário de filme da Cleópatra.

Ao som de uma cítara melodiosa, a orgia se deu de modo suave, com movimentos leves dentro da água. Uma dança de deuses escolhidos pelos céus, ninguém tinha pecado, uma terra sem culpas e dores, apenas união de opostos que se atraem, sem uma moral a nos perturbar – apenas encaixes que são naturais e outros que não combinam e imediatamente procuram outro par.

Gostei desse momento revelador, dessa entrega sem limites, desse enlace sem pensar nas consequências. A dança do amor universal. O sexo liberto de compromissos familiares. A intensidade era potencializada pela química especial que tive com meu querido leitor. É bom transar com quem ama a gente, ou melhor, nos idolatra.

A esposa dele consentia em tudo prestando reverências e, inclusive, nos fotografando. Um fetiche a mais. Uma traição às claras? Nós sempre poderíamos marcar sem os outros presentes...

Pétalas de rosas foram jogadas magicamente na banheira e exalavam o cheiro sutil das flores por todo o ambiente. Como seria bom se todas as surubas fossem assim. Mas a realidade nem sempre corresponde aos nossos ideais, principalmente diante do machismo e da hipocrisia do mundo.

Ficamos assim até o amanhecer. Papai e mamãe, de quatro, ou simplesmente ao som, rebolando em conjunto e nos tocando.

Essa orgia foi muito suave, talvez um sinal de maturidade.

IATE FENOMENAL

Viver em ação me faz sentir viva e atuante. Gosto do movimento. Não sou dessas pessoas que olham a vida dos outros. Viajo bastante. Resolvi, então, viajar com amigos que entenderiam meu desejo de silêncio. Assim não me perderia em conversas triviais e poderia relaxar sem ter de dar explicações do meu estado contemplativo. Eu e Alê sempre fazíamos esse tipo de passeio.

Uma delícia o vento encostando no meu corpo ainda de biquíni. Uma supermodel internacional já se prostrava nua à beira da piscina. Eu fiz o mesmo, uma vez que fico mais confortável assumindo a nudez total do que me camuflando sob as roupas.

Costumo ficar por horas em absoluto silêncio. Sou uma autista da palavra, uma atleta da linguagem. Minha caneta é minha espada de princesa louca. Uma brisa de sensação pura tomava o ar. O vento levava alguns papéis para fora do iate, eu apenas olhava a cena sem nenhuma interferência, sem esboçar reação.

Entediada de tanta felicidade, era exatamente esse o estado mental que eu sentia. Isso me ajudaria a buscar a forma perfeita da frase, o esplendor puro do verbo. Era Deus que olhava por mim e me livrava de todo o mal.

Na piscina, os convidados estavam todos nus ou parcialmente nus, de topless. O sol nos bronzeava por inteiro e não tínhamos nenhuma barreira inconveniente e nenhuma sombra a nos espreitar. Talvez esse tipo de liberdade incomode. Talvez desperte admiração. Eu não sei o que me espera, mas sei que o mundo se move no sentido dos meus sonhos. Minha nudez me protege.

AMOR LIVRE

Voltei para casa depois de minhas aventuras. Alexandre me esperava e logo começou a brincar com uma câmera de celular. Ele me filmaria por horas. Ensaiamos um esconde--esconde pelos corredores até sairmos correndo pelas escadas. A euforia do amor correspondido. A cumplicidade de viver uma eterna brincadeira. Sonho, liberdade e fantasia. Ele insistia para que eu jogasse charme para a lente que captaria toda a minha sensualidade, para imortalizá-la através do vídeo. Ele captaria minhas infinitas significações. A Nalini sexy, a intelectual, a menina, a mulher, a transgressora. Ele era o olho que tudo vê. E todos os meus passos foram na direção dele. Mesmo o meu controverso trajeto. Onde ele esteve? Com quem esteve? Questões que logo são suprimidas pela nossa ânsia de volúpia. Ele é o mais gostoso. Opinião que guardo para mim. Para ele, meus elogios são economizados, pois tenho medo de perdê-lo. Atenta a cada pequeno gesto, busco sempre decifrar se o seu amor me escapa.

Ofegantes, entramos no nosso quarto, local testemunha da nossa intimidade. Lá estava o divã vermelho em que sempre transamos ao ponto da exaustão, e meu êxtase se espalha ao infinito, como a explosão de mil sóis radiantes; a penteadeira cujo espelho me reflete todas as vezes que sou inundada pela porra transbordante dele, e eu posso ver sua máscara congelada no momento em que ele, com o corpo retesado, atinge a tensão máxima. Ali também ele me agarra pela bunda para, num golpe certeiro de polvo, me paralisar e me apertar junto a si.

Nós somos ultrajantes. Ninguém pode com nosso humor. Ninguém é páreo para nós. E o que ele pensa de tudo isso? Ele é meu e nós somos um. Meu nome é Alexandre.

Os nossos reflexos nos vidros são reflexos daquilo que nós mesmos projetamos sobre nossos futuros brilhantes. O reflexo tem sua imagem comprometida pelo suor que escorre pelo meu rosto. Ele aproxima suas mãos e segura meu queixo de modo que eu fique bem perto dele. O beijo é registrado. Os risos.

Nada está estabelecido como uma verdade imutável. Pode ser que um dia a gente resolva que nosso estilo seja outro, pode ser que não. Não existem proibições. Acreditamos em nós. E não pretendemos apontar caminhos. A existência é muito maior do que podemos alcançar.

Perguntei a ele o que via quando me olhava. Queria uma descrição melhorada de mim que somente ele seria capaz de dizer. Curvei-me, quase tímida, buscando aprovação, gesto que ele adorou pelo brilho que vi em seus olhos. Ele disse apenas: "Você é a fêmea alfa!" – antes de me penetrar e me dominar num gozo apaixonado.

Visite nosso site e conheça estes e outros lançamentos
www.matrixeditora.com.br

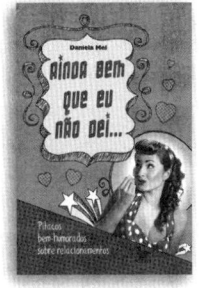

Ainda bem que eu não dei
Com um talento especial para transformar sua busca por um cara legal (que geralmente acaba em roubada) em textos irreverentes, diferenciados e cheios de vida, Daniela faz seu desabafo particular. Impossível não se identificar com as suas histórias, suas ideias, seus pitacos. Este é um livro sobre encontros e desencontros no mundo contemporâneo. Com humor, Daniela fala sem medo e sem vergonha sobre situações que acontecem com muitas pessoas. Uma lição de vida para quem acha que isso é papo de mulherzinha. Você vai se surpreender.

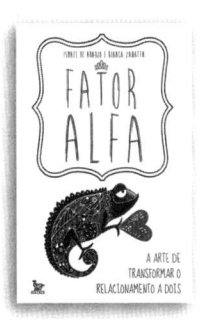

Fator Alfa
Se você pretende abrir este livro e descobrir o grande segredo para ter sexo, amor, fidelidade e tesão pelo resto da vida sem nunca mais encarar pés na bunda, brigas e chifres, a verdade é esta: não existe receita de bolo para isso. Todo mundo, quando se envolve com alguém, se expõe aos riscos que vêm no pacote da vida a dois. A partir dos bate-bocas dos autores na TV, de discussões desconcertantes e conversas com especialistas de áreas variadas, foi possível juntar dicas testadas e aprovadas para traçar esse percurso com risadas e reflexão, para que você saia desta leitura com uma vontade louca de se transformar... E de transformar o seu relacionamento.

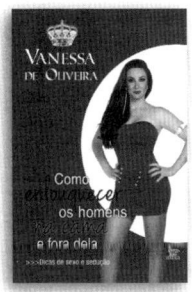

Como enlouquecer os homens na cama
Se suas noites de sexo estão um tédio, este livro é pra você. Ninguém melhor que Vanessa de Oliveira, ex-garota de programa, para dar dicas sobre posições sexuais que dão mais prazer, brinquedinhos para apimentar a relação, como fazer aquele striptease que vai deixar seu homem de quatro por você e muito mais. E, se ainda não tem um homem pra chamar de seu, com as técnicas de sedução ensinadas aqui, você vai conquistar o rapaz e fazê-lo cair aos seus pés.

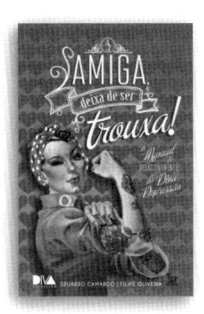

Amiga, deixa de ser trouxa
Estava eu em meus aposentos finíssimos, deitada em meu divã revestido de tecido francês, quando, perdida em meus pensamentos de gente rica, decidi compartilhar com vocês, meros assalariados, todo o meu vasto conhecimento sobre relacionamentos amorosos. Este manual vai ensinar todo o passo a passo sobre o mundo dos relacionamentos, seja apenas aquela pegada básica por trás da mesa do chefe ou um pedido de casamento com direito a jantar cafona à luz de velas. Que o amor esteja com você, ou não, tanto faz...

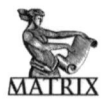

www.facebook.com/MatrixEditora